Психіатричний медсестринський догляд повний посібник

Ірина Саченко

Зміст

Вступ 13
- Огляд психіатрії як галузі медицини. 14
- Важливість медсестер у психіатричних відділеннях. 15

Розділ 1: Історія психіатрії та еволюція ролі медичної сестри 17
- Історія лікування психічних захворювань. 18
- Зміна ролі психіатричної медсестри. 20
- Вплив медичних та наукових відкриттів. 21

Розділ 2: Анатомія та фізіологія мозку 25
- Нейробіологічні основи психічних розладів. 26
- Взаємодія між мозком, нейромедіаторами та психотропними препаратами. 28

Розділ 3: Основні психічні розлади 31
- Класифікація розладів (DSM-V). 32

- Симптоми, діагностика та лікування таких розладів, як шизофренія, біполярність, велика депресія тощо. — 34
- Соціальний та сімейний вплив розладів. — 36

Розділ 4: Методи психіатричної оцінки — 39

- Клінічні інтерв'ю. — 40
- Оціночні шкали та тести. — 42
- Поведінкове спостереження. — 44

Розділ 5: Терапевтичні стосунки — 47

- Ефективна комунікація з пацієнтом. — 48
- Важливість слухання та емпатії. — 49
- Проблеми взаємовідносин пацієнт-медсестра в психіатрії. — 51

Розділ 6: Методи та процедури лікування — 55

- Індивідуальна та групова терапія. — 56
- Лікування від наркотиків. — 58
- Альтернативні та комплементарні терапії (арт-терапія, музикотерапія). — 60

Розділ 7: Антикризове управління — 63

- Розпізнавання попереджувальних знаків. — 64
- Техніки втручання у випадку агресії, спроби самогубства або самоагресії. — 65

- Важливість деескалації та стриманості. 67

Розділ 8: Етика та деонтологія в психіатрії 71

- Права пацієнтів. 72
- Конфіденційність та професійна таємниця. 74
- Етичні дилеми, специфічні для психіатрії. 75

Розділ 9: Мультидисциплінарна командна робота 79

- Ролі та функції різних фахівців. 80
- Співпраця та ефективна комунікація всередині команди. 82

Розділ 10: Профілактика та освіта 85

- Роль медичної сестри у профілактиці рецидивів 86
- Навчання пацієнтів та їхніх родин. 88
- Важливість підвищення обізнаності громадськості. 90

Розділ 11: Психофармакологія в деталях 93

- Механізми дії психотропних препаратів. 94
- Управління побічними ефектами. 96
- Взаємодія ліків. 98

Розділ 12: Особливі групи населення в психіатрії   101

- Дитяча та підліткова психіатрія.   102
- Геронтопсихіатрія: Психічні розлади у людей похилого віку.   104
- Психічні розлади під час вагітності та в післяпологовий період.   106

Розділ 13: Культура і психіатрія   109

- Вплив культури на сприйняття психічних захворювань.   110
- Виклики та стратегії міжкультурної допомоги.   111

Розділ 14: Технології та інновації в психіатрії   115

- Телемедицина та дистанційні консультації.   116
- Мобільні додатки та платформи самодопомоги.   118
- Технологічні досягнення в нейровізуалізації.   120

Розділ 15: Нові терапевтичні підходи   123

- Терапії на основі усвідомленості.   124
- Віртуальна реальність у психотерапії.   126
- Інтегративний та холістичний підходи.   128

Розділ 16: Психіатричні дослідження та майбутні перспективи   131

- Важливість клінічних та фундаментальних досліджень.   132
- Останні ключові відкриття.   133
- Перспективи та терапевтичні інновації.   135

Розділ 17: Судова психіатрія   139

- Перетин психіатрії та системи правосуддя.   140
- Оцінка небезпеки та кримінальної відповідальності.   142
- Ведення пацієнтів у в'язницях.   143

Розділ 18: Тренерка та лідерка для медсестер   147

- Ділитися знаннями з новими медсестрами.   148
- Коучинг, супервізія та наставництво.   149
- Медична сестра як лідерка та змінотворець.   151

Розділ 19: Виклики і табу в психіатрії   153

- Демістифікація стереотипів та упереджень щодо психічних захворювань.   154
- Важливість боротьби зі стигмою.   156

- Сучасні виклики, що стоять перед психіатричними медсестрами. ... 157

Розділ 20: Самопочуття та стійкість медсестри ... 161

- Розпізнавання та управління стресом, пов'язаним з роботою. ... 162
- Важливість нагляду та постійного навчання. ... 164
- Піклуватися про себе, щоб краще піклуватися про інших. ... 166

Висновок ... 169

- Майбутнє психіатрії та психіатричного медсестринства. ... 170
- Заохочення досліджень та інновацій. ... 171

« *Психіатрія - це не просто мистецтво діагнозу, а глибока наука слухати, розуміти і направляти душу крізь її внутрішні бурі.* »

ВСТУП

Огляд психіатрії як медичну галузь.

Психіатрія, з усіма її таємницями і відкриттями, є захоплюючою галуззю медицини, яка досліджує глибини людського розуму. Від самого початку своєї історії людство прагнуло зрозуміти природу психічних розладів, тих загадок, які, здавалося б, не узгоджуються з видимими фізичними ушкодженнями. Психіатрія, пройшовши через численні метаморфози, присвятила себе пошуку цих відповідей, орієнтуючись у хитросплетіннях свідомості, несвідомого, емоцій та поведінки.

Психіатрія завжди займала особливе місце у великій і різноманітній галузі медицини. Психіатрію цікавить не лише біологія мозку, але й вплив життєвого досвіду, культури та суспільства на наше психічне здоров'я. Вона вирізняється своєю здатністю пов'язувати тіло і розум, визнавати, що наше психічне благополуччя так само важливе, як і наше фізичне здоров'я.

З античних часів, коли психічні захворювання вважалися результатом гніву богів, до епохи Відродження, коли притулки і хоспіси були нормою, психіатрія перетворилася на сучасну дисципліну, яка розпізнає, вивчає і лікує психічні розлади як з наукової, так і з людської точки зору. Зараз вона використовує передові методи, від поведінкової терапії до психофармакології, залишаючись при цьому зосередженою на людині.

Психіатрія також породила філософські дебати про природу реальності, нормальності та інакшості. Що таке здоровий психічний досвід? Як відрізнити психологічне страждання від нормальних варіацій людського досвіду? Ці питання лежать в основі психіатрії і вимагають постійного самоаналізу не лише від медичних працівників, але й від суспільства в цілому.

Психіатрія як медична галузь - це глибоко людська, еволюціонуюча та міждисциплінарна пригода. Вона нагадує нам, що турбота про розум так само важлива, як і турбота про тіло, і що наш обов'язок - продовжувати досліджувати, вчитися і розвивати наше розуміння цього нематеріального, але життєво важливого всесвіту, яким є людський розум.

Важливість медсестри у психіатричній лікарні.

В основі психіатричної допомоги лежить медсестра, яка є важливою опорою в динаміці роботи мультидисциплінарної команди. Їх роль набагато ширша, ніж просто виконання медичних завдань; психіатричні медсестри часто є першою лінією взаємодії з пацієнтами, пропонуючи вислухати, зрозуміти і підтримати.

Ці фахівці працюють у світі, де комунікація та емпатія мають першорядне значення. На відміну від інших медичних спеціальностей, де симптоми часто можна побачити або виміряти, в психіатрії страждання ховаються в нематеріальному, в хитросплетіннях розуму та емоцій. І саме тут медсестри вступають у справу з тонкістю і витонченістю, використовуючи свою підготовку та інтуїцію для оцінки і втручання, а також для побудови терапевтичних стосунків, заснованих на довірі.

Крім того, психіатричні медсестри навчені діяти в потенційно нестабільних і непередбачуваних ситуаціях.

Вони часто стикаються з кризовими ситуаціями, які вимагають швидкої, спокійної та обґрунтованої реакції, чи то для того, щоб заспокоїти збудженого пацієнта, чи для того, щоб надати негайну підтримку людині, яка перебуває в глибокому стресі.

Окрім надання невідкладної допомоги, медсестри відіграють важливу роль у догляді за пацієнтами. Вони беруть активну участь у складанні планів догляду, координують роботу з іншими медичними працівниками та здійснюють терапевтичні втручання. Їх роль також поширюється на навчання пацієнтів та їхніх родин, допомагаючи їм зрозуміти хворобу, лікування і те, як найкраще управляти ситуацією на щоденній основі.

Слід також пам'ятати, що психіатричні медсестри часто є агентами змін. Працюючи безпосередньо на місцях, вони здатні помічати недоліки, потреби і можливості для вдосконалення. Таким чином, вони можуть сприяти інноваціям у психіатричній допомозі, пропонуючи нові методи і підходи, завжди в інтересах пацієнта.

Зрештою, психіатрична медсестра уособлює тонкий баланс між наукою та людяністю. Вони поєднують ґрунтовну медичну підготовку з глибоким розумінням емоційних і психологічних потреб своїх пацієнтів. Їх важливість у галузі психіатрії не можна недооцінювати, оскільки вони відіграють ключову роль у зціленні, добробуті та гідності своїх пацієнтів.

Розділ 1

ІСТОРІЯ ПСИХІАТРІЇ ТА ЕВОЛЮЦІЯ РОЛІ МЕДИЧНОЇ СЕСТРИ

Історія хвороби психічне захворювання.

Історія лікування психічних захворювань така ж давня, як і історія самої цивілізації. Вона відображає те, як різні культури та епохи розуміли та реагували на психічні страждання, починаючи від забобонів та стигматизації і закінчуючи більш тонким та співчутливим розумінням.

Античність:
У давнину психічні захворювання часто пояснювали надприродними причинами, такими як одержимість демонами або гнів богів. Лікування варіювалося від екзорцизму до релігійних ритуалів. Однак такі діячі, як Гіппократ у Стародавній Греції, припускали, що ці хвороби можуть мати фізіологічні причини, виступаючи за більш природні підходи, такі як зміна дієти або відпочинок.

Середньовіччя:
У середні віки в Європі на розуміння психічних захворювань значною мірою впливала релігія. Інквізиція та полювання на відьом часто ставали мішенню для тих, кого вважали психічно ненормальними. Втім, подекуди з'являлися притулки, хоча це були радше місця ізоляції, ніж справжні лікувальні центри.

Ренесанс:
В епоху Відродження спостерігається відродження інтересу до науки та медицини. Незважаючи на це, умови в притулках майже не змінилися, а багато пацієнтів зазнавали жорстокого поводження або були знехтувані.

18-19 століття:
Просвітництво принесло більш гуманний підхід. Такі діячі, як Філіп Пінель у Франції, виступали за більш співчутливе ставлення до психічно хворих. У Сполучених Штатах Доротея Дікс виступала за створення притулків, де пацієнти могли б отримати реальну допомогу. Саме в цей час почала зароджуватися концепція психотерапії.

20 століття:
Відкриття антипсихотичних препаратів у 1950-х роках стало важливим поворотним моментом. Ці препарати дозволили багатьом пацієнтам жити відносно нормальним життям поза межами лікарень. Психотерапія, зокрема психоаналіз Фройда, також набула популярності.

Однак у середині та наприкінці XX століття відбувся перехід до деінституалізації, коли догляд за пацієнтами перемістився з лікарень у громаду. Це було одночасно і схвалено за сприяння автономії пацієнтів, і піддано критиці за те, що деякі з них залишилися без належного догляду.

21 століття:
Сьогодні лікування психічних захворювань передбачає комплексний підхід, що поєднує медикаментозне лікування, терапію, втручання на рівні громади та стратегії одужання. Стигматизація зберігається, але також зростає визнання важливості психічного здоров'я на всіх рівнях суспільства.

Протягом століть ставлення суспільства до психічних захворювань коливалося між співчуттям і стигматизацією, між дослідженнями і страхом. Цей історичний шлях підкреслює важливість продовження пошуку більш ефективних і гуманних способів підтримки тих, хто бореться з психічними захворюваннями.

Еволюція ролі психіатричної медсестри.

Зміна ролі психіатричної медсестри відображає глибокі зміни в тому, як суспільство підходить і розуміє психічне здоров'я. Від простої доглядальниці до спеціаліста-терапевта, психіатрична медсестра зазнала значної трансформації протягом десятиліть.

Походження:
На початку існування психіатричних притулків медсестер часто розглядали як охоронців. Їхньою головною роллю було підтримувати порядок, наглядати за пацієнтами та забезпечувати безпеку закладу. Навчання було мінімальним, а втручання здебільшого диктували лікарі.

Початок 20-го століття:
З розвитком психології та психіатрії як наукових дисциплін психіатрична медсестра почала відігравати більш активну роль у лікуванні пацієнтів. Медсестер навчили спостерігати за поведінкою пацієнта і повідомляти про неї, вводити ліки і допомагати у проведенні таких процедур, як ванни або електросудомна терапія.

Середина XX століття:
Впровадження антипсихотичних препаратів і розвиток психотерапії принесли нові виміри в роль медичної сестри. Медсестри все частіше розглядалися як невід'ємні члени терапевтичної команди. Їхню підготовку розширили, і вони почали відігравати

активну роль у розробці та впровадженні планів лікування.

Кінець 20-го - початок 21-го століття:
З переходом до деінституалізації та догляду в громаді психіатричні медсестри опинилися на передньому краї догляду в громаді. Вони взяли на себе ведення пацієнтів, координацію догляду та нагляд за лікуванням наркозалежності. Спеціалізовані медсестри, або психіатричні медсестри-практики, набули просунутих навичок у діагностиці, призначенні ліків і наданні терапії.

Медсестри також відіграють ключову роль у зміцненні психічного здоров'я, профілактиці та освіті пацієнтів і громади. Їхній підхід також розширився і тепер включає не лише лікування хвороби, але й підтримку одужання та захист прав пацієнтів.

Еволюція ролі психіатричної медсестри є свідченням зростаючого значення, яке надається психічному здоров'ю, і визнання центральної ролі медсестер у наданні співчутливої та спеціалізованої допомоги. Оскільки сама психіатрія продовжує розвиватися, очевидно, що медичні сестри залишатимуться в центрі цієї трансформації, надаючи досвід, співчуття і відданість на кожному кроці.

Вплив відкриттів медичні та наукові.

Історія психіатрії тісно пов'язана з історією медичних і наукових відкриттів, які сформували не лише наше розуміння психічних захворювань, але й методи їх лікування. Кожне досягнення мало глибокий вплив на пацієнтів, лікарів і суспільство в цілому.

1. Нейромедіатори:
Відкриття нейромедіаторів, хімічних речовин, які полегшують зв'язок між нейронами, революціонізувало наше розуміння роботи мозку. Це призвело до формулювання теорій про хімічний дисбаланс як потенційну причину деяких психічних захворювань.

2. Психотропні препарати:
Розробка таких препаратів, як антипсихотики, антидепресанти та анксіолітики, докорінно змінила лікування психічних захворювань. Наприклад, відкриття хлорпромазину в 1950-х роках дозволило хворим на шизофренію жити поза лікарнями і відкрило еру психофармакології.

3. Методи візуалізації мозку:
Такі інструменти, як МРТ та ПЕТ-сканування, дозволили дослідникам спостерігати за роботою мозку в дії та виявляти структурні та функціональні відмінності, пов'язані з певними психічними розладами.

4. Когнітивно-поведінкова терапія (КПТ):
На основі ґрунтовних наукових досліджень КПТ довела свою ефективність у лікуванні багатьох психічних захворювань, допомагаючи пацієнтам виявляти та змінювати негативні моделі мислення та поведінки.

5. Генетика та психіатрія:
Дослідження спадковості деяких психічних захворювань проклали шлях молекулярній психіатрії. Хоча точне походження більшості психічних розладів залишається складним, тепер зрозуміло, що такі стани, як шизофренія, біполярний розлад і депресія, мають генетичну складову.

6. Нейропластичність:

Відкриття того, що мозок може змінюватися і адаптуватися протягом усього життя, навіть у дорослому віці, вплинуло на підходи до реабілітації та терапії, підкресливши **потенціал для відновлення і зростання.**

7. Біологічне лікування:

На додаток до ліків, такі підходи, як електросудомна терапія (ЕСТ), транскраніальна магнітна стимуляція (ТМС) і глибока стимуляція мозку (ГСМ) з'явилися як потенційно ефективні методи лікування станів, резистентних до інших форм втручання.

Кожне медичне та наукове відкриття принесло новий рівень розуміння та можливостей у сферу психіатрії. Ці досягнення не тільки покращили результати лікування мільйонів пацієнтів, але й допомогли зменшити стигму, пов'язану з психічними захворюваннями. Спираючись на переконливі докази, психіатрія продовжує розвиватися, обіцяючи кращі втручання і кращу якість життя для тих, хто страждає на психічні розлади.

РОЗДІЛ 2

АНАТОМІЯ ТА ФІЗІОЛОГІЯ МОЗКУ

Нейробіологічна основа психічні розлади.

Нейробіологія виявилася вирішальною галуззю для розшифрування таємниць, що оточують психічні розлади. Хоча точні механізми багатьох розладів все ще погано вивчені, деякі помітні досягнення дозволили нам зрозуміти нейробіологічні основи психічних розладів.

1. Нейромедіатори:
Загальновизнано, що дисбаланс нейромедіаторів відіграє центральну роль у багатьох психічних розладах:
- **Депресія**: Теорії припускають, що депресія може бути наслідком дисбалансу певних нейромедіаторів, таких як серотонін, норадреналін і дофамін.
- **Шизофренія:** пов'язана з дофамінергічною гіперактивністю в певних ділянках мозку.
- **Тривожні розлади**: вони можуть бути пов'язані з дисбалансом в ГАМК-ергічній системі або нейромедіаторі серотоніну.

2. Церебральні ланцюги:
Вважається, що порушення в певних мозкових ланцюгах також лежать в основі деяких розладів:
- **Обсесивно-компульсивний розлад (ОКР)**: Спостерігається гіперактивність у цингуло-стріато-таламо-кортикальному ланцюзі.
- **Посттравматичний стресовий розлад (ПТСР)**: Задіяні ділянки включають мигдалину, медіальну префронтальну кору та гіпокамп.

3. Нейропластичність:
Зміни у здатності мозку утворювати нові зв'язки та адаптуватися можуть бути пов'язані з такими розладами, як депресія. Наприклад, зниження нейропластичності в гіпокампі пов'язане з депресивними епізодами.

4. Генетичні аспекти:
Генетика відіграє визначальну роль у вразливості до певних психічних захворювань. Мутації або варіації певних генів можуть підвищити ризик розвитку таких розладів, як шизофренія, біполярний розлад або аутизм.

5. Запалення та імунітет:
Недавні дослідження показують, що гіперактивна імунна відповідь, що призводить до запалення, може сприяти таким станам, як депресія і шизофренія.

6. Екологічні фактори та нейробіологія:
Травматичний досвід, особливо у критичні періоди розвитку, може призвести до нейробіологічних змін. Наприклад, дитяча травма може вплинути на розмір і функцію мигдалеподібного тіла або гіпокампу, сприяючи виникненню таких розладів, як ПТСР або розлади прив'язаності.

Складність людського мозку робить надзвичайно складним виокремлення нейробіологічних причин психічних розладів. Тим не менш, науковий прогрес значною мірою сприяв проливанню світла на певні фундаментальні механізми, що дозволило розробити більш цілеспрямовані та ефективні методи лікування. Постійна інтеграція нейробіологічних, генетичних і екологічних відкриттів має важливе значення для поліпшення лікування і розуміння психічних захворювань.

Взаємодія між мозком, нейромедіатори та психотропні препарати.

Взаємодія між мозком, нейромедіаторами та психотропними препаратами лежить в основі психіатричної фармакології. Щоб зрозуміти цей складний обмін, важливо розуміти основу нейронної сигналізації і те, як ліки можуть впливати на ці процеси.

1. Зв'язок між нейронами та нейромедіатори:
Мозок складається з мільярдів нейронів, і зв'язок між ними відбувається переважно через синапси. На цих з'єднаннях хімічні молекули, які називаються нейромедіаторами, вивільняються одним нейроном і приймаються іншим через специфічні рецептори. Цей процес запускає серію електричних і хімічних подій, які впливають на функціонування рецепторного нейрона.

2. Нейромедіаторний дисбаланс і психічні захворювання:
Деякі психічні розлади пов'язані з дисбалансом нейромедіаторів. Наприклад, депресія може бути пов'язана зі зниженням рівня серотоніну, норадреналіну або дофаміну в певних ділянках мозку.

3. Психотропні препарати:
Психотропні препарати втручаються в цей процес нейронної комунікації, впливаючи на виробництво, вивільнення, прийом або деградацію нейромедіаторів.
- **Антидепресанти**: більшість антидепресантів, таких як селективні інгібітори зворотного захоплення серотоніну (СІЗЗС), діють шляхом блокування зворотного захоплення серотоніну, тим самим збільшуючи його доступність у синапсі.

- **Антипсихотики**: ці препарати, що використовуються переважно для лікування шизофренії, блокують рецептори дофаміну, тим самим зменшуючи його дію. Деякі антипсихотики нового покоління також діють на інші нейромедіатори, такі як серотонін.
- **Анксіолітики**: бензодіазепіни, наприклад, посилюють дію ГАМК, гальмівного нейромедіатора, виробляючи заспокійливий ефект.
- **Стабілізатори настрою**: такі препарати, як літій, що використовуються для лікування біполярного розладу, мають більш складний механізм дії, який може включати кілька нейромедіаторних систем.

4. Побічні ефекти та терапевтичні наслідки:
Оскільки ці препарати діють на нейромедіаторні системи, вони також можуть викликати побічні ефекти. Наприклад, препарати, що підвищують рівень дофаміну, можуть покращити настрій або зменшити психотичні симптоми, але також можуть викликати мимовільні рухи або інші небажані ефекти. Тому дуже важливо коригувати дозування та спостерігати за пацієнтами, щоб оптимізувати терапевтичні переваги та мінімізувати побічні ефекти.

Розуміння взаємодії між мозком, нейромедіаторами та психотропними препаратами має важливе значення для сучасної психіатрії. Це не тільки дозволяє розробляти більш ефективні методи лікування, але й розуміти біологічну основу психічних захворювань. З розвитком цих знань ми можемо розраховувати на ще більш цілеспрямовані втручання, пристосовані до кожної людини, з урахуванням нюансів її мозку та біохімії.

Розділ 3

РОЗЛАДИ ОСНОВНІ ПСИХІАТРИЧНІ РОЗЛАДИ

Класифікація розладів (DSM-V).

DSM-5, або "Діагностичний і статистичний посібник з психічних розладів, п'яте видання", є одним з основних довідкових інструментів для фахівців у галузі психічного здоров'я в США та багатьох інших країнах. Він містить класифікацію психічних розладів і визначає діагностичні критерії для кожного з них. Нижче наведено спрощений огляд основних категорій розладів, визначених у DSM-5:

- Порушення нейророзвитку: Це стани, які з'являються на ранніх стадіях розвитку. До них відносяться:
  - Розлад аутистичного спектру
  - Синдром дефіциту уваги та гіперактивності (СДУГ)
  - Комунікативні розлади
  - Специфічні труднощі у навчанні
- Психотичні розлади: характеризуються змінами в мисленні, сприйнятті та/або поведінці.
  - Шизофренія
  - Шизоафективний розлад
- Біполярні та пов'язані з ними розлади:
  - Біполярний розлад I та II типу
  - Циклотимія
- Депресивні розлади:
  - Великий депресивний розлад
  - Дистимічний розлад (або стійкий депресивний розлад)
  - Депресивні розлади, спричинені психоактивними речовинами/ліками
- Тривожні розлади:
  - Генералізований тривожний розлад
  - Панічний розлад
  - Специфічні фобії
  - Соціальний тривожний розлад

- Тривожний розлад при розлуці
- Розлади, пов'язані зі стресом і травмою:
  - Посттравматичний стресовий розлад (ПТСР)
  - Гострий стресовий розлад
  - Порушення адаптації
- Обсесивно-компульсивний розлад та пов'язані з ним розлади:
  - Обсесивно-компульсивний розлад (ОКР)
  - Розлад висмикування волосся (трихотиломанія)
  - Порушення накопичення
- Соматоформні розлади:
  - Больовий розлад
  - Соматичний розлад, пов'язаний з функціональною формою
- Розлади харчової поведінки:
  - Нервова анорексія
  - Нервова булімія
  - Розлад харчової поведінки
- Порушення екскреції:
- Енурез
- Encopresis
- Порушення режиму сну і неспання:
- Безсоння
- Нарколепсія
- Синдром апное сну
- Порушення статевої функції:
- Еректильна дисфункція
- Розлад жіночого сексуального збудження
- Дисморфія гендерної ідентичності.
- Розлади, пов'язані з вживанням психоактивних речовин, та розлади, спричинені вживанням психоактивних речовин:
- Алкогольна залежність
- Розлад від вживання опіоїдів
- Нейрокогнітивні розлади:

- Серйозний нейрокогнітивний розлад (наприклад, хвороба Альцгеймера)
- Легкий нейрокогнітивний розлад
- Розлади особистості:
- Пограничний розлад особистості
- Антисоціальний розлад особистості
- Уникаючий розлад особистості
- Інші психічні розлади.

Слід зазначити, що цей перелік далеко не вичерпний і не охоплює всі специфічні розлади або підтипи, перелічені в DSM-5. Посібник прагне бути живим інструментом, який адаптується у світлі нових відкриттів і клінічних дебатів.

Симптоми, діагностика та лікування таких розладів, як шизофренія, біполярність, велика депресія тощо.

Давайте розглянемо симптоми, діагностику та лікування цих трьох основних психічних розладів: шизофренії, біполярного розладу та великої депресії.

1. Шизофренія
Симптоми:
- **Позитивні симптоми**: галюцинації, марення, дезорганізоване мислення, збуджена або дивна поведінка.
- **Негативні симптоми**: апатія, ангедонія (нездатність відчувати задоволення), зниження емоційної експресії, труднощі з ініціацією та підтримкою діяльності.

Діагноз:
Діагноз ґрунтується на клінічній оцінці, що включає анамнез, психіатричне обстеження і часто візуалізацію головного мозку.

Лікування:
- **Антипсихотичні препарати**: можуть допомогти впоратися з позитивними симптомами.
- **Когнітивно-поведінкова терапія**: може допомогти впоратися з симптомами.
- **Реабілітаційні програми**: допомогти пацієнтам розвинути соціальні та професійні навички.

2. Біполярний розлад (біполярність)
Симптоми:
- **Маніакальна фаза**: завищена самооцінка, знижена потреба у сні, надмірна балакучість, гонитва думок, відволікання уваги, посилення цілеспрямованої діяльності (часто з грандіозними перспективами).
- **Депресивна фаза**: почуття смутку або відчаю, втрата інтересу або задоволення від більшості видів діяльності, порушення сну, втома, почуття нікчемності або надмірної провини, труднощі з концентрацією уваги, думки про смерть або самогубство.

Діагноз:
- На основі клінічної оцінки, що включає детальний медичний та психіатричний анамнез.

Лікування:
- Стабілізатори настрою, такі як літій.
- **Антипсихотики** для лікування маніакальних епізодів.
- **Антидепресанти для** лікування депресивних епізодів.
- **Когнітивно-поведінкова терапія,** яка допомагає виявити та змінити негативну поведінку та думки.

3. Велика депресія
Симптоми:
- Почуття смутку або відчаю.
- Втрата інтересу або задоволення від діяльності.

- Зміни ваги або апетиту.
- Розлади сну.
- Втома або втрата енергії.
- Почуття нікчемності.
- Труднощі з концентрацією уваги.
- Суїцидальні думки або спроби.

Діагноз:
- Необхідна ретельна клінічна оцінка, з особливою увагою до медичного та психіатричного анамнезу.

Лікування:
- **Антидепресанти**: Існує кілька класів, наприклад, СІЗЗС (селективні інгібітори зворотного захоплення серотоніну).
- **Когнітивно-поведінкова терапія** для зміни негативних думок.
- **Електросудомна терапія (ЕСТ):** застосовується у важких випадках, коли інші методи лікування не дали результату.
- **Психотерапія**: можуть бути корисними різні терапевтичні методи, залежно від індивідуальних потреб пацієнта.

Дуже важливо проконсультуватися з фахівцем з психічного здоров'я, щоб отримати точний діагноз і відповідний план лікування. Ці резюме є загальними оглядами і не охоплюють усіх аспектів кожного розладу.

Соціальний вплив і сімейні проблеми.

Психічні розлади часто мають глибокі наслідки не лише для людей, які на них страждають, але й для їхніх родин, друзів та суспільства в цілому. Розуміння цих наслідків може допомогти підвищити обізнаність і посилити підтримку пацієнтів та їхніх родин.

1. Соціальний вплив
   - **Стигма та дискримінація**: Люди з психічними розладами можуть зазнавати стигматизації та дискримінації. Це може обмежити їхній доступ до роботи, житла або участі в соціальному житті.
   - **Ізоляція**: через стигматизацію або такі симптоми, як соціальна замкнутість чи параноя, ці люди можуть опинитися в ізоляції або уникати суспільства.
   - **Професійні проблеми**: розлади можуть вплинути на здатність людини працювати або утримувати роботу, що може призвести до фінансової нестабільності.
   - **Ризикована поведінка**: певні розлади, особливо якщо їх не лікувати, можуть підвищити ризик небезпечної або саморуйнівної поведінки, наприклад, надмірного вживання алкоголю чи наркотиків або злочинної поведінки.
   - **Доступ до медичної допомоги**: стигматизація та недостатня поінформованість можуть перешкоджати доступу до належної та своєчасної медичної допомоги.

2. Вплив на сім'ю
   - **Напруженість у стосунках**: Симптоми психічного розладу, такі як дратівливість або замкнутість, можуть спричинити напругу або конфлікт у сім'ї.
   - **Емоційне та фізичне навантаження**: догляд за членом сім'ї з психічним розладом може бути емоційно та фізично виснажливим. Це може призвести до вигорання опікунів.
   - **Фінансові труднощі**: охорона психічного здоров'я може бути дорогою. Якщо член сім'ї не може працювати через хворобу, це також може мати фінансові наслідки для домогосподарства.

- **Освіта та обізнаність**: Членам сім'ї часто доводиться самим дізнаватися про розлад, що може зайняти час і ресурси.
- **Вплив на дітей**: Якщо батьки страждають на психічний розлад, це може вплинути на їхню батьківську роль і, відповідно, на емоційний та психологічний стан дитини.
- **Зміна сімейних ролей**: ролі та обов'язки в сім'ї можуть змінюватися, наприклад, підліток може взяти на себе обов'язки дорослих, щоб заповнити порожнечу.

Визнання та розуміння цих впливів є важливим для надання ефективної підтримки людям з проблемами психічного здоров'я та їхнім родинам. Завдяки належному догляду, підвищенню обізаності та підтримці громади багато негативних наслідків можна пом'якшити або запобігти їм.

Розділ 4

МЕТОДИ ПСИХІАТРИЧНОЇ ОЦІНКИ

Клінічні інтерв'ю.

Клінічне інтерв'ю в психіатрії є фундаментальною частиною оцінки та ведення пацієнта. Воно забезпечує основу, в якій медичний працівник оцінює, взаємодіє і спілкується з пацієнтом з метою встановлення діагнозу, розуміння досвіду пацієнта і планування відповідного лікування.

Основні цілі клінічного інтерв'ю :
- Встановлення терапевтичних стосунків з пацієнтом.
- Зберіть інформацію про наявні симптоми та їх еволюцію, а також психіатричну, медичну та соціальну історію.
- Оцінити поточний рівень функціонування пацієнта.
- Оцініть ризики, зокрема ті, що пов'язані з потенційною небезпекою для себе або інших.
- Встановити діагноз.
- Сплануйте та обговоріть варіанти лікування.

Загальна структура клінічного інтерв'ю :
- **Вступ**: Клініцист представляється, пояснює мету інтерв'ю та створює безпечну і конфіденційну атмосферу.
- Історія хвороби:
  - **Ідентифікатори** : Основна інформація, така як ім'я, вік, професія тощо.
  - **Причина консультації**: Основні причини візиту.
  - **Історія поточного захворювання**: детальний перебіг симптомів, тривалість, тяжкість, провокуючі або пом'якшувальні фактори.
  - **Психіатрична історія**: попередні епізоди, госпіталізації, отримане лікування тощо.

- **Медичний та хірургічний анамнез**: хвороби, ліки, алергії, операції.
- **Сімейний анамнез**: психіатричні або медичні захворювання в сім'ї, сімейна динаміка.
- **Соціальна історія**: освіта, робота, стосунки, зловживання психоактивними речовинами, середовище проживання.
- **Психічне обстеження**: структурована оцінка поточного психічного стану пацієнта. Сюди входять зовнішній вигляд, ставлення, настрій, афекти, потік думок, зміст думок (включаючи марення, галюцинації), сприйняття, судження, пізнання та суїцидальні/вбивчі думки.
- **Оцінка ризику**: оцінка будь-якої неминучої небезпеки для себе або інших, необхідності госпіталізації або інших невідкладних втручань.
- **Підсумок і діагноз**: На основі зібраної інформації лікар формулює попередній або остаточний діагноз.
- **Обговорення плану лікування**: Лікар і пацієнт обговорюють варіанти лікування, очікування, переваги та пов'язані з ними ризики.
- **Висновок**: Підсумовування основних моментів, з'ясування будь-яких питань чи занепокоєнь, які можуть виникнути у пацієнта, та планування наступних кроків.

Клінічне інтерв'ювання - це і мистецтво, і наука. Здатність встановити довірливі стосунки, ставити правильні запитання, активно слухати та інтерпретувати інформацію має важливе значення для ефективного інтерв'ю. Крім того, клініцистам важливо усвідомлювати власні реакції та емоції під час інтерв'ю і вміти правильно ними керувати.

Оціночні шкали та тести.

Використання оціночних шкал і тестів у психіатрії має фундаментальне значення для кількісної оцінки, моніторингу та порівняння симптомів пацієнтів. Ці стандартизовані інструменти надають об'єктивні засоби оцінки різних аспектів психічного здоров'я, дозволяючи лікарям робити більш точні оцінки, відстежувати прогресування симптомів у часі та вимірювати реакцію на лікування. Ось деякі з оціночних шкал і тестів, які найчастіше використовуються в психіатрії:

1. Шкала оцінки депресії :
   - **Гамільтонська шкала оцінки депресії (HAM-D)**: Використовується для оцінки тяжкості депресивних симптомів.
   - Опитувальник **депресії Бека (BDI):** опитувальник для самостійного заповнення, що оцінює наявність і вираженість депресивних симптомів.
2. Шкала оцінки тривожності:
   - **Шкала тривоги Гамільтона (HAM-A):** використовується для оцінки вираженості симптомів тривоги.
   - **Шкала тривожності Бека (BAI):** опитувальник для самостійного заповнення, що вимірює вираженість симптомів тривоги.
3. Шкала оцінки шизофренії:
   - **Шкала позитивної та негативної оцінки шизофренії (PANSS)**: оцінює позитивні, негативні та загальні симптоми шизофренії.
   - **Коротка шкала оцінки психопатології (BPRS):** вимірює тяжкість симптомів при різних психіатричних захворюваннях, включаючи шизофренію.

4. Оцінка манії:
- **Шкала оцінки молодих маніяків (YMRS)**: використовується для вимірювання тяжкості маніакальних симптомів.

5. Нейропсихологічні тести:
- Міні-тест **психічного стану (MMSE)**: швидка оцінка загального когнітивного функціонування, часто використовується для оцінки деменції.
- **Тест Струпа**: оцінює виконавчі функції, зокрема гальмування.
- **Комплексний фігурний тест Рей-Остеррієта**: оцінює зорову пам'ять і зорово-просторові функції.

6. Оцінка суїцидального ризику:
- **Шкала безнадійності Бека (BHS)**: використовується для оцінки негативних думок і почуттів щодо майбутнього.
- Шкала суїцидальних думок Бека (BIS): оцінює вираженість суїцидальних думок.

7. Шкала оцінки розладів уваги:
- **Шкала самооцінки СДУГ для дорослих (ASRS-v1.1):** опитувальник, призначений для оцінки симптомів СДУГ у дорослих.

8. Оцінка розладів особистості:
- **Міннесотський багатофакторний особистісний опитувальник (MMPI)**: Широко використовується для діагностики розладів особистості та інших психіатричних станів.
- **Переглянутий особистісний опитувальник Міллона (MCMI-III)**: оцінює особистісні розлади та особистісні стилі.

Важливо зазначити, що використання цих шкал і тестів повинно здійснюватися підготовленими фахівцями і в рамках комплексного клінічного обстеження. Ці інструменти надають цінну інформацію, яка в поєднанні з клінічною оцінкою може допомогти в постановці діагнозу та плануванні лікування.

Поведінкове спостереження.

Спостереження за поведінкою є центральним елементом психіатрії та клінічної психології. Воно дає безпосереднє уявлення про те, як пацієнт поводиться в різних ситуаціях, пропонуючи важливу інформацію, яку неможливо отримати іншими способами, такими як інтерв'ю або тести. Спостереження особливо корисне для пацієнтів, яким важко вербалізувати свої емоції або які можуть не усвідомлювати деякі аспекти своєї поведінки.

1. Фундаментальні принципи спостереження за поведінкою:
- **Об'єктивність:** Спостерігач повинен намагатися залишатися нейтральним і об'єктивним, уникаючи інтерпретації або оцінювання поведінки на основі власних переконань чи почуттів.
- **Послідовність:** Спостереження має бути систематичним і послідовним. Якщо до спостереження залучено кілька спостерігачів, дуже важливо, щоб усі вони пройшли однакову підготовку.
- **Контекст: Важливо враховувати** контекст, в якому відбувається поведінка. Наприклад, пацієнт може поводитися інакше в переповненій залі очікування, ніж у більш інтимній обстановці.
2. Основні напрямки спостереження в психіатрії:
- **Зовнішній вигляд:** одяг, чистота, постава, вираз обличчя та будь-який інший помітний аспект зовнішнього вигляду пацієнта.
- **Рухова поведінка: включаючи** збудження, апатію, тики, тремор або інші незвичні рухи.

- **Соціальна взаємодія:** як пацієнт взаємодіє з оточуючими, чи уникає він зорового контакту, відсторонений або надмірно нав'язливий.
- **Емоційна реактивність:** як пацієнт реагує на подразники, чи виглядає він емоційно рівним, чи має перебільшені реакції.
- **Вербалізація:** не тільки те, що говорить пацієнт, але й те, як він це говорить: тон, гучність, темп мовлення.
- **Специфічні симптоми:** подібно до галюцинацій - пацієнту може здаватися, що він чує або реагує на голоси, які ніхто не чує.

3. Застосування поведінкових спостережень:
   - **Оцінка:** Спостереження може допомогти встановити діагноз або визначити ступінь тяжкості розладу.
   - **Планування лікування:** залежно від поведінки, що спостерігається, можуть бути рекомендовані конкретні втручання.
   - **Моніторинг лікування:** Спостереження за тим, як поведінка змінюється (або не змінюється) з часом, може допомогти визначити, чи є лікування ефективним.

4. Виклики та міркування:
   - **Упередженість спостерігачів:** спостерігачі можуть інтерпретувати поведінку через призму власного досвіду та переконань. Належна підготовка та регулярні перевірки можуть допомогти мінімізувати цю упередженість.
   - **Реактивність:** Пацієнти можуть змінювати свою поведінку, бо знають, що за ними спостерігають. Це називається ефектом спостерігача.
   - **Етичні міркування: Дуже важливо,** щоб пацієнти були поінформовані і дали згоду на спостереження, а також щоб їхнє приватне життя поважалося.

Спостереження за поведінкою є цінним інструментом у галузі психіатрії. Воно забезпечує огляд поведінки пацієнта в режимі реального часу, доповнюючи інформацію, зібрану іншими способами.

Розділ 5

ТЕРАПЕВТИЧНІ СТОСУНКИ

Ефективна комунікація з пацієнтом.

Спілкування з психіатричними пацієнтами - це не просто обмін інформацією, а тонке мистецтво, яке вимагає вміння слухати, співпереживати і поважати. У цій сфері те, як ми спілкуємося, часто так само важливо, як і те, що ми говоримо. Активне слухання є наріжним каменем цієї комунікації: воно передбачає повну присутність, зосередження всієї уваги на пацієнті та перефразування його слів, щоб переконатися, що ви правильно їх зрозуміли, а також підтвердження його почуттів і проблем.

Відкрите опитування також має важливе значення. Воно заохочує пацієнтів вільно говорити про свій досвід та емоції, створюючи простір, де вони відчувають, що їх чують і розуміють. Це особливо важливо в психіатрії, де пацієнти можуть почуватися вразливими або неохоче ділитися своїми найпотаємнішими думками.

Але слова - це лише частина рівняння. Мова тіла відіграє не менш важливу роль. Правильний зоровий контакт, відкрита, розслаблена поза і правильно поставлені жести можуть передати глибоку увагу і щиру зацікавленість. І навпаки, закрита поза або відсутність зорового контакту можуть змусити пацієнта відчути, що ним нехтують або його не розуміють.

Звичайно, роз'яснення іноді необхідні, особливо в складних ситуаціях, коли важливо уникнути непорозумінь. Однак важливо підходити до таких моментів делікатно, уникаючи медичного жаргону та надаючи перевагу чіткій, простій мові.

Емпатія та співчуття - дві фундаментальні якості для будь-якого медичного працівника - набувають особливого виміру в психіатрії. Пацієнти повинні відчувати, що їх не тільки слухають, але й розуміють, і що їхні проблеми поділяють. При цьому чесність і прозорість є не менш важливими, особливо коли йдеться про такі делікатні питання, як діагностика, лікування та перспективи на майбутнє.

Нарешті, окрім емпатії, потрібно бути уважним і дотримуватися певних професійних кордонів, щоб забезпечити здорові та конструктивні стосунки. Не слід забувати, що надання конструктивного зворотного зв'язку та управління власними емоціями під час обміну думками також є важливими навичками. Зрештою, ефективна комунікація - це тонкий баланс між тим, щоб давати і отримувати, розуміти і бути зрозумілим, і все це з метою надання якнайкращої допомоги.

Важливість слухання та емпатії.

Слухання та емпатія - це набагато більше, ніж прості комунікативні навички, особливо в медичній сфері та, зокрема, в психіатрії. Вони лежать в основі терапевтичних стосунків, закріплюючи за медичним працівником позицію не лише спостерігача, але й доброзичливого партнера в терапевтичній подорожі пацієнта.

Слухання, в його найбільш автентичній формі, передбачає повну і неподільну увагу. Воно вимагає відкинути власні судження, упереджені ідеї та заздалегідь підготовлені відповіді, щоб дійсно почути те, що висловлює пацієнт. Це слухання виходить за межі слів. Воно вловлює тон, ритм, мовчання і навіть те, що не було сказано. У світі, де так багато людей відчувають, що їх не розуміють або ігнорують, вміння вислухати може мати величезну терапевтичну силу.

Емпатія, з іншого боку, - це здатність поставити себе на місце іншої людини, відчути те, що вона відчуває. Це не просте співчуття, тобто співчуття до страждань інших. Емпатія передбачає глибоке розуміння емоцій, думок і переживань іншої людини. У психіатрії ця здатність дозволяє професіоналу зрозуміти внутрішні страждання пацієнта, навіть якщо їх важко вербалізувати.

Важливість цих двох елементів багатогранна. **По-перше,** вони створюють безпечний простір, де пацієнти можуть вільно висловлювати свої думки, емоції та проблеми без страху бути засудженими. Це відчуття безпеки може бути фундаментальним для процесу зцілення.

По-друге, вміння слухати і співпереживати сприяє зміцненню довіри. Пацієнт, який відчуває, що його слухають і розуміють, більш схильний співпрацювати в лікуванні, дотримуватися медичних рекомендацій і висловлювати будь-які занепокоєння або невпевненість.

По-третє, вони дають більш повне уявлення про пацієнта. Уважно слухаючи та проявляючи емпатію, медичний працівник може визначити ключові елементи історії або досвіду пацієнта, які можуть вплинути на діагноз або план лікування.

Нарешті, вміння слухати і співпереживання гуманізують медицину. У сфері, де технології та протоколи іноді можуть затьмарювати людину, ці навички повертають фокус уваги до людини, яка стоїть за пацієнтом, нагадуючи нам, що кожна людина є унікальною, з власним досвідом, надіями та страхами.

Загалом, слухання та емпатія - це не просто інструменти, а скоріше сама суть медичної практики, яка зміцнює терапевтичні стосунки та сприяє цілісному зціленню людини.

Проблеми у відносинах пацієнт-медсестра в психіатрії.

Відносини між пацієнтом і медсестрою в психіатрії є важливим терапевтичним альянсом, але вони часто пов'язані з труднощами. Плавання у бурхливих водах психічного здоров'я вимагає чутливості, терпіння та стійкості. Давайте розглянемо деякі з основних викликів, притаманних цим особливим відносинам.

1. Стигматизація психічних захворювань: навіть у медичному середовищі можуть зберігатися упередження, пов'язані з психіатрією. Ці упередження можуть свідомо чи несвідомо впливати на те, як медсестри сприймають і взаємодіють з пацієнтами, і навпаки.

2. Перенесення і контрперенесення: ці психологічні явища можуть розмивати терапевтичні стосунки. Пацієнт може, наприклад, переносити на медсестру почуття, які він або вона відчуває до іншої людини у своєму житті. І навпаки, медсестра може відчувати ірраціональні емоції по відношенню до пацієнта, засновані на власному минулому досвіді.

3. Складна комунікація: Певні психічні розлади можуть погіршити здатність пацієнта до чіткої комунікації через недовіру, галюцинації, дезорганізоване мислення або тяжкість депресії.

4. Непередбачувана поведінка: медсестри можуть зіткнутися з ситуаціями, коли пацієнт стає агресивним, саморуйнівним або непередбачуваним через свій психічний стан.

5. Резистентність до лікування: деякі пацієнти можуть відмовлятися від ліків або інших втручань або через те, що не визнають свою хворобу, або через неприємні побічні ефекти.

6. Емоційне виснаження: щоденне протистояння психологічним стражданням може бути емоційно виснажливим для медсестер. Може настати втома від співчуття, особливий вид виснаження.

7. Встановлення меж: Дуже важливо встановлювати і підтримувати професійні межі, проявляючи при цьому емпатію, що може бути делікатним балансуванням.

8. Етичні рішення: Психіатричні медсестри іноді стикаються з етичними дилемами, такими як повага до автономії пацієнта проти необхідності втручання заради безпеки пацієнта або інших людей.

9. Міждисциплінарна співпраця: робота в команді з іншими фахівцями (психіатрами, психологами, соціальними працівниками) іноді може призвести до розбіжностей щодо лікування або напряму лікування.

10. Прив'язаність і відстороненість: Важливо сформувати міцний терапевтичний зв'язок без надмірної прив'язаності. Занадто велика дистанція може зробити стосунки холодними, а надмірна емоційна заангажованість може підірвати об'єктивність медсестри.

Визнаючи ці виклики, важливо підкреслити, що стосунки між пацієнтом і медсестрою в психіатрії також приносять величезну користь. Моменти прориву, розвиток довіри і прогрес на шляху до одужання можуть бути надзвичайно корисними для медсестри і змінювати життя пацієнта. Відповідна підготовка, постійна підтримка і саморефлексія необхідні для того, щоб успішно орієнтуватися в цих складних і корисних відносинах.

Розділ 6

ТЕХНІКИ ТА МЕТОДИ ЛІКУВАННЯ

Індивідуальна та групова терапія.

Як індивідуальна, так і групова терапія є фундаментальною основою психіатричного лікування. Кожна з них має певні переваги та відповідає на різні потреби, хоча вони також можуть доповнювати одна одну. Розглянемо докладніше ці дві форми терапії, їхні особливості, переваги та застосування.

Індивідуальні терапії :
1. Особливості :
   - Взаємодія між пацієнтом і терапевтом один на один.
   - Приватне середовище, яке сприяє розвитку довірчих відносин.
   - Налаштовується відповідно до конкретних потреб пацієнта.
2. Переваги
   - Інтенсивний фокус на особистих проблемах пацієнта.
   - Дозволяє мати справу з глибоко приватними або делікатними темами.
   - Гнучкість у використовуваних терапевтичних техніках і темпі сеансів.
3. Загальні програми :
   - Когнітивно-поведінкова терапія (КПТ) для лікування депресії, тривоги, ОКР тощо.
   - Психодинамічна терапія, яка досліджує несвідомі конфлікти та патерни стосунків.
   - Терапії на основі усвідомленості для управління стресом і тривогою.

Групові терапії :
1. Особливості :
   - Кілька учасників діляться своїм досвідом під керівництвом одного або кількох терапевтів.
   - Сесії проходять у структурованому середовищі.

- Група пропонує комплексну систему підтримки.

2. Переваги
   - Пацієнти можуть почуватися менш ізольованими, слухаючи про досвід інших.
   - Можливість навчитися соціальним навичкам та отримати зворотній зв'язок від однолітків.
   - Група пропонує безліч перспектив і потенційних рішень для вирішення проблеми.

3. Загальні програми :
   - Групи підтримки для вирішення конкретних проблем, таких як залежність, біполярний розлад або розлади харчової поведінки.
   - Розмовна терапія, де учасники діляться своїм досвідом і допомагають один одному.
   - Групи з розвитку навичок, такі як тренінги соціальних навичок або групи з управління стресом.

Вибір між індивідуальною та груповою терапією залежить від конкретних потреб пацієнта, характеру його проблем та особистих уподобань. У багатьох випадках найбільш корисною є комбінація цих двох методів, коли індивідуальна терапія заглиблюється в особисті проблеми, тоді як групова терапія пропонує підтримку спільноти та різноманітні перспективи.

Важливо, щоб терапевт або медсестра правильно оцінили пацієнта і скерували його до методу лікування, який найкраще відповідає його стану та потребам. Кожен метод, з його унікальними характеристиками та перевагами, може змінити життя пацієнта і допомогти йому рухатися до благополуччя та одужання.

Лікування від наркотиків.

Медикаментозне лікування в психіатрії - це велика і складна галузь, яка відіграє центральну роль у лікуванні багатьох психічних розладів. Психотропні препарати зробили революцію в лікуванні психічних розладів, дозволивши багатьом пацієнтам вести більш нормальне і функціональне життя. Пропонуємо вашій увазі короткий огляд медикаментозного лікування в психіатрії.

У коридорах лікарень та кабінетах психіатрів лікування наркоманії часто згадують як промінь надії для тих, хто бореться з душевним розладом. З часу відкриття перших антипсихотичних препаратів у 1950-х роках ландшафт психіатрії докорінно змінився. Ліки стали безцінними союзниками, повернувши надію і незалежність мільйонам людей по всьому світу.

1. Класи лікарських засобів :
- **Антидепресанти:** використовуються для лікування депресії, вони діють шляхом збалансування нейромедіаторів у мозку. Зазвичай використовуються СІЗЗС (селективні інгібітори зворотного захоплення серотоніну), такі як Прозак.
- **Антипсихотики:** ці препарати призначають для лікування симптомів шизофренії та інших психотичних розладів. Вони можуть бути першого покоління, наприклад, галоперидол, або нового покоління, наприклад, оланзапін.
- **Стабілізатори настрою:** призначаються переважно при біполярному розладі, регулюють перепади настрою. Літій - добре відомий стабілізатор настрою.
- **Анксіолітики:** Бензодіазепіни використовуються для лікування тривожних і панічних розладів.

Однак їх слід застосовувати з обережністю через те, що вони можуть викликати звикання.
- **Стимулятори: В** основному призначаються для лікування СДУГ (синдрому дефіциту уваги та гіперактивності). Риталін - один із прикладів.

2. Терапевтичне рішення: Рішення про призначення лікарського засобу має бути виваженим. Воно ґрунтується на ретельній клінічній оцінці, розумінні історії хвороби пацієнта та потенційних переваг лікування порівняно з ризиками.

3. Побічні ефекти: всі ліки мають побічні ефекти, деякі незначні, інші більш серйозні. Регулярний моніторинг необхідний для того, щоб переконатися, що пацієнт добре переносить лікування і що користь від нього переважає над ризиком.

4. Терапевтична прихильність: одна з головних проблем полягає в тому, щоб пацієнти регулярно приймали ліки. Забудькуватість, занепокоєння щодо побічних ефектів або нерозуміння лікування можуть призвести до недотримання режиму.

5. Роль медичної команди: Медсестри відіграють важливу роль в інформуванні пацієнтів про їхні ліки, моніторингу побічних ефектів та заохоченні до дотримання режиму лікування. Їх роль так само важлива, як і роль лікаря.

6. Комбіноване лікування: У багатьох випадках найбільш ефективним є комбінований підхід, що поєднує медикаментозне лікування та психотерапію. Терапевтичний альянс, підкріплений медикаментозним лікуванням та емоційною підтримкою, може дати найкращі результати.

Досягнення в галузі медикаментозного лікування в психіатрії продовжують зростати, пропонуючи нові можливості та надію. Однак дуже важливо розуміти, що медикаментозне лікування - це лише один з інструментів у величезному терапевтичному арсеналі, доступному для лікування психічних розладів. Цілісний підхід, що враховує фізичне, емоційне, соціальне та психічне благополуччя пацієнта, є запорукою успішного лікування.

Альтернативні методи лікування та взаємодоповнюючими (арт-терапія, музикотерапія).

Альтернативні та комплементарні методи лікування відіграють все більш важливу роль у сфері психічного здоров'я. Ці підходи не замінюють традиційні методи лікування, а доповнюють їх, пропонуючи додатковий вимір догляду за пацієнтами. Давайте подивимося, як ці терапії, через призму творчості та самовираження, можуть відігравати життєво важливу роль у процесі зцілення.

У величезному світі психіатрії кожна людина є окремим світом, зі своїми власними засобами самовираження, перешкодами та ресурсами. Хоча медикаменти та традиційні методи лікування є основними методами лікування, інші, менш традиційні, але не менш потужні підходи знайшли свій шлях у цій галузі: альтернативні та комплементарні терапії.

Арт-терапія:
Мистецтво, у всіх його багатогранних проявах, - це вікно в душу.
1. Творчий процес: В арт-терапії акт творення займає центральне місце. Малювання, креслення, ліплення:

кожен рух, кожен вибір кольору чи форми стає продовженням емоції, почуття.

2. Переваги: надає простір для вільного самовираження там, де слова можуть не спрацювати. Травми, страхи та надії втілюються у витвори мистецтва, підвищуючи обізнаність та виводячи проблеми назовні.

3. Застосування: Арт-терапія виявилася ефективною в широкому спектрі ситуацій, включаючи розлади аутистичного спектру, травми, депресію та деменцію.

Музична терапія:
Музика, це універсальне мистецтво, резонує в кожному з нас, пробуджуючи емоції та спогади.

1. Слухати і творити: У музичній терапії слухання музики може викликати емоційні реакції, так само як і створення мелодій або ритмів.

2. Переваги: сприяє розслабленню, зменшує тривожність, підвищує самооцінку та покращує соціальні навички. Також може стимулювати пам'ять у людей з нейродегенеративними розладами.

3. Застосування Музичну терапію застосовують при різних станах, від шизофренії та депресії до неврологічних розладів і педіатричних захворювань.

Альтернативні та комплементарні терапії не прагнуть замінити традиційні втручання, а радше збагатити терапевтичний шлях. У цих безпечних просторах пацієнтам пропонується відновити зв'язок із собою, дослідити нові способи вираження свого болю, сподівань і бажань. Мистецтво і музика своєю універсальною мовою прокладають мости до зцілення, нагадуючи нам, що благополуччя - це симфонія багатьох інструментів.

Розділ 7

КРИЗОВИЙ МЕНЕДЖМЕНТ

Визнання попереджувальні знаки.

Розпізнавання тривожних ознак у психіатрії є дуже важливим. Ці тривожні ознаки, часто ледь помітні прояви глибинних змін, можуть бути прелюдією до кризи або загостренням наявного психічного розладу. Раннє виявлення дозволяє не тільки швидко втрутитися, але й краще управляти ситуацією, і навіть запобігти більш важким кризам.

Уявіть, що ви гуляєте розкішним садом. Все здається безтурботним і мирним, аж раптом з'являється тінь, що віщує можливу бурю. Так само і в складному саду людського розуму певні непомітні ознаки можуть передвіщати внутрішні бурі.

1. Перепади настрою :
Ще до того, як клінічні симптоми стануть очевидними, можна помітити незвичні коливання настрою. Зазвичай спокійний пацієнт може стати дратливим або, навпаки, зазвичай життєрадісна людина може зануритися в постійну похмурість.

2. Поведінкові зміни :
Зміни в щоденних звичках, таких як сон, апетит або особиста гігієна, часто є тривожними ознаками. Соціальна ізоляція, зменшення взаємодії або уникнення ситуацій, які раніше приносили задоволення, також можуть бути показовими.

3. Змінена мова :
Труднощі з підтриманням розмови, дезорганізоване мислення або швидке, незв'язне мовлення можуть вказувати на глибинну проблему.

4. Соматичні симптоми:
Незрозумілі фізичні скарги, такі як часті головні болі, біль у животі або постійна втома, іноді можуть свідчити про психічний розлад.

5. Підвищена чутливість :
Надмірна реактивність на подразники, будь то слухові, зорові або емоційні, також може бути тривожним сигналом.

6. Розлади сприйняття :
Слухові або зорові галюцинації, навіть незначні, або відчуття відірваності від реальності, як при дисоціативних станах, повинні сприйматися серйозно.

7. Негативні думки :
Постійні похмурі думки, нав'язливі ідеї, думки про смерть або ірраціональні занепокоєння можуть бути передвісниками кризи.

Розпізнавання тривожних ознак не обов'язково означає, що криза неминуча, але підкреслює важливість підвищеної пильності. Як для медичних працівників, так і для їхніх близьких важливо слухати, спостерігати і спілкуватися. Передбачаючи і розпізнаючи ці ознаки, ми можемо створити безпечне середовище для пацієнта, полегшити доступ до відповідної допомоги і, часто, запобігти прогресуванню до більш критичних ситуацій. У делікатному балеті психічного здоров'я профілактика - це танець, в якому важливий кожен крок.

Методи втручання у випадку агресії або спроби самогубства або самоагресії.

При виникненні надзвичайних ситуацій у психіатрії, таких як агресія, спроба самогубства або самоагресія, реакція фахівців повинна бути швидкою, адекватною і ґрунтуватися на перевірених принципах втручання. Ці ситуації вимагають специфічних навичок, відповідної підготовки та гострого клінічного судження, щоб забезпечити безпеку пацієнта та медичної бригади.

Навігація бурхливими водами психіатричних криз вимагає самоконтролю, контрольованого почуття невідкладності та відточених навичок міжособистісного спілкування.

1. Оцінка ситуації :
Перед будь-яким втручанням важливо швидко оцінити серйозність ситуації та рівень небезпеки для пацієнта, персоналу та інших пацієнтів.

2. Вербальне спілкування :
Спокійний, заспокійливий голос, чітка мова та активне слухання можуть розрядити багато напружених ситуацій. Встановлення зорового контакту, розмова на безпечній відстані та використання технік переформулювання можуть допомогти встановити зв'язок з пацієнтом.

3. Зона безпеки:
Життєво важливо забезпечити безпеку найближчого оточення. Це може означати видалення потенційно небезпечних предметів або розміщення пацієнта в безпечній кімнаті.

4. Методи деескалації :
Ці методи включають емпатичне слухання, ствердження, роз'яснення, пропонування вибору, де це можливо, та встановлення чітких і послідовних меж.

5. Фізичне втручання :
Якщо пацієнт становить безпосередню загрозу для себе або оточуючих, а вербальні методи не спрацювали, може знадобитися фізичне втручання. Воно завжди повинно здійснюватися підготовленим персоналом, з використанням ненасильницьких методів і якомога меншого застосування сили.

6. Вживання наркотиків:
У певних ситуаціях для заспокоєння пацієнта можуть вводитися ліки. Це завжди слід робити відповідно до встановлених медичних протоколів і під клінічним наглядом.

7. Оцінка після втручання :
Після подолання кризи дуже важливо провести повну оцінку стану пацієнта, щоб визначити фактори, які її спровокували, оцінити майбутні ризики та скоригувати план лікування.

8. Підтримка команди :
Кризові ситуації можуть бути травматичними для персоналу. Тому важливо забезпечити простір для підбиття підсумків, нагляду та підтримки для членів команди, які постраждали.

Робота з кризою в психіатрії вимагає поєднання клінічних навичок, людської емпатії та професійного судження. Це делікатний баланс між реагуванням на нагальність моменту і збереженням гідності та прав пацієнта. У ці напружені моменти кінцевою метою завжди є безпека і благополуччя пацієнта, а також запобігання майбутнім кризам.

Важливість деескалації і стриманість.

Деескалація та стримування - два найважливіші методи управління надзвичайними ситуаціями в психіатрії, особливо коли пацієнт становить ризик для себе або оточуючих. Розуміння їх важливості допомагає нам краще зрозуміти глобальний та етичний підхід до лікування пацієнтів у кризових ситуаціях.

Світ психіатрії іноді може здаватися бурхливим океаном, з хвилями емоцій, течіями думок і штормами поведінки. У цьому середовищі деескалація та стриманість відіграють життєво важливу роль у відновленні спокою та забезпеченні безпеки.

1. Деескалація: сила слова
   - **Зменшення небезпеки:** коли пацієнт стає збудженим, вербальна деескалація має на меті запобігти ескалації агресії, уникаючи необхідності фізичного втручання.
   - **Збереження гідності:** деескалація означає поводження з пацієнтами з повагою та гідністю, визнання їхніх емоційних переживань і намагання заспокоїти їх.
   - **Людський зв'язок:** через спілкування ми намагаємося встановити емпатичний зв'язок з пацієнтом, розуміючи його потреби і заспокоюючи його щодо лікування.

2. Обмеження волі: крайній захід
   - **Останній** засіб: Фізичне або хімічне обмеження є важким втручанням, яке слід застосовувати лише в крайньому випадку, коли всі інші методи не спрацювали, а пацієнт становить безпосередню небезпеку.
   - **Обмежена тривалість:** Обмеження повинно бути якомога коротшим, завжди з метою повернення до стану, коли пацієнтом можна керувати без фізичних або хімічних обмежень.
   - **Захист:** його основна мета - захистити пацієнтів від самих себе, медичного персоналу та інших пацієнтів.

3. Взаємозв'язок двох методів :
Важливо розуміти, що ці два методи не є взаємовиключними. Деескалацію можна використовувати в поєднанні з більш обмежувальними методами. Наприклад, навіть коли пацієнт перебуває

під замком, слід продовжувати вербальну деескалацію, щоб зменшити його тривогу та заспокоїти.

Деескалація і стриманість - це не просто технічні інструменти, а частина етичного і гуманного підходу. Вони нагадують про важливість підходу до пацієнтів у кризовій ситуації зі співчуттям, повагою та професіоналізмом. Кінцевою метою завжди є гарантування безпеки та збереження гідності пацієнта. У бурхливій подорожі психіатричного одужання ці методи слугують маяками, що спрямовують пацієнта та опікуна до більш спокійних вод.

РОЗДІЛ 8

ЕТИКА ТА ПРОФЕСІЙНА ПОВЕДІНКА У ПСИХІАТРІЇ

Права пацієнтів.

Права пацієнтів у психіатрії є центральним стовпом сучасної медичної практики. Незважаючи на іноді складний характер психіатричної допомоги, вкрай важливо, щоб до кожного пацієнта ставилися з гідністю, повагою і в рамках чітко визначеного етичного процесу.

В основі складного лабіринту психіатрії лежить світло поваги та гідності, яке керує кожним прийнятим рішенням. Права пацієнтів є цим світлом, яке гарантує, що до кожної людини, незважаючи на труднощі, з якими вона може зіткнутися, ставляться з гуманністю і повагою, на які вона заслуговує.

1. Право на інформацію :
Кожен пацієнт має право розуміти природу своєї хвороби, запропоновані методи лікування та можливі альтернативи. Ця інформація повинна бути надана в чіткій, доступній формі та мовою, яку пацієнт може зрозуміти.

2. Право на інформовану згоду :
Перед будь-яким медичним втручанням пацієнти повинні дати свою згоду після того, як їх проінформують про ризики, переваги та альтернативи лікування.

3. Право на конфіденційність :
Медична інформація пацієнтів є конфіденційною. Вона може бути поширена лише за згодою пацієнта або якщо цього вимагає закон для захисту пацієнта чи інших осіб.

4. Право на повагу до гідності та недискримінацію:
Незалежно від раси, релігії, статі, сексуальної орієнтації чи соціально-економічного статусу, до кожного пацієнта потрібно ставитися з рівністю та повагою.

5. Право на належне лікування:
Кожен пацієнт має право на отримання високоякісної медичної допомоги, що базується на сучасних медичних знаннях та відповідає його індивідуальним потребам.

6. Право на свободу та безпеку:
Обмеження свободи, такі як обмеження волі або примусова госпіталізація, повинні застосовуватися лише як крайній захід і протягом якомога коротшого часу.

7. Право на відмову від лікування:
За винятком випадків, коли існує безпосередній ризик для життя пацієнта або оточуючих, кожен пацієнт має право відмовитися від лікування, навіть якщо воно рекомендоване медичним працівником.

8. Право на подання скарги :
Якщо пацієнт вважає, що його права були порушені або що він не отримав належної медичної допомоги, він має право подати скаргу до відповідних органів.

9. Право на регулярний перегляд лікування:
Особливо у випадку довготривалого лікування або госпіталізації, дуже важливо регулярно переглядати доцільність та ефективність лікування.

У світі психіатрії, де межі між психічним здоров'ям і хворобою часто здаються розмитими, права пацієнтів слугують незмінним орієнтиром. Вони нагадують медичним працівникам про їхній обов'язок перед кожною людиною, гарантуючи, що медична практика є етичною, поважною та орієнтованою на пацієнта. Шлях до одужання - це партнерство між пацієнтом і медичним працівником, де наріжними каменями є довіра, повага і гідність.

Конфіденційність та професійна таємниця.

Конфіденційність і професійна таємниця є фундаментальними принципами терапевтичних відносин у медицині, і в психіатрії зокрема. Ці принципи гарантують емоційну безпеку, дозволяючи пацієнтам вільно довіряти, знаючи, що їхня інформація не буде розголошена.

У святилищі медичних консультацій пацієнти відкривають свої страхи, надії, болі та мрії. Мовчазна обіцянка, що висить у повітрі, - це професійна таємниця: гарантія того, що сказане в цих стінах залишиться в цих стінах.

1. Важливість конфіденційності :
Конфіденційність - це фундамент, на якому будується довіра між пацієнтом і лікарем. Вона дозволяє пацієнтам відкрито ділитися своїми проблемами, не боячись осуду чи розголошення. У психіатрії, де самоаналіз і вразливість часто необхідні для лікування, конфіденційність має вирішальне значення.
2. Межі професійної таємниці :
Професійна таємниця виходить далеко за межі простого нерозголошення інформації. Це етичний і юридичний обов'язок, який не дозволяє медичним працівникам розголошувати інформацію про пацієнта без його явної згоди.
3. Винятки з правил :
Хоча конфіденційність має першорядне значення, вона не є абсолютною. Існують винятки, зокрема, коли пацієнт становить безпосередню небезпеку для себе або інших, або коли закон прямо вимагає розкриття інформації (як у випадку з деякими інфекційними захворюваннями).

4. Технологічні питання та конфіденційність :
З появою цифрових технологій і зростанням використання електронних медичних записів питання безпеки та конфіденційності даних пацієнтів стає все більш важливим. Захист даних від злому або витоку став головним викликом.

5. Роль пацієнта в забезпеченні конфіденційності :
Важливо, щоб пацієнти розуміли свої права щодо конфіденційності. Це включає право знати, хто має доступ до їхньої інформації, як вона використовується і зберігається, а також як нею можна поділитися.

Конфіденційність і професійна таємниця - це більше, ніж просто правила чи настанови; вони відображають глибоку повагу та обов'язок піклування, які медичні працівники мають до своїх пацієнтів. У складному театрі психіатрії, де часто оголюються емоції, спогади і травми, обіцянка зберігати конфіденційність допомагає встановити міцні терапевтичні стосунки, засновані на взаємній довірі та повазі.

Етичні дилеми специфічні для психіатрії.

Етичні дилеми в психіатрії глибоко вкорінені в суперечності між обов'язком медичного працівника надавати допомогу і повагою до автономії пацієнта. У цій конкретній галузі медицини, де безпосередньо зачіпаються розум і особистість, ці питання набувають особливого значення.

Світ психіатрії - це місце парадоксів. Це місце, де нематеріальний біль проявляється зримо, де боротьба за ясність розуму часто може розмивати етичні межі. Давайте розглянемо деякі з цих етичних дилем, характерних для психіатрії:

1. Примусова госпіталізація:
Коли і в якій мірі етично примусово ізолювати пацієнта? Якщо пацієнт сприймається як небезпечний для себе або інших, госпіталізація може бути виправданою. Однак визначення того, що становить "небезпеку", є суб'єктивним і може бути суперечливим.

2. Примусове лікування:
Введення ліків або терапії пацієнтам проти їхньої волі є предметом гострих дискусій. Хоча це може бути в найкращих інтересах пацієнта, це піднімає питання індивідуальної автономії проти **загального** благополуччя.

3. Спроможність приймати рішення:
Як оцінити, чи здатен пацієнт приймати поінформовані рішення щодо свого лікування? І якщо ні, то хто повинен приймати ці рішення за нього?

4. Конфіденційність проти захисту:
Якщо пацієнт зізнається, що має намір завдати шкоди собі або іншим, медичний працівник стикається з дилемою: дотримуватися конфіденційності чи втрутитися, щоб захистити пацієнта або третю особу.

5. Дуалістичні відносини:
Терапевт і пацієнт можуть бути пов'язані різними стосунками (наприклад, терапевт може бути другом або колегою). Як можна керувати цими стосунками, не порушуючи цілісності лікування?

6. Використання обмежувачів:
Використання фізичних методів для контролю збуджених пацієнтів є суперечливим. Хоча іноді вони є необхідними для безпеки, вони можуть сприйматися як негуманні або травматичні.

7. Лікування розладів спектру ґендерної ідентичності:
Лікування людей, які страждають на гендерну дисфорію, особливо неповнолітніх, є предметом етичних дебатів. Як збалансувати повагу до

особистості пацієнта з медичними та психологічними міркуваннями?

Плавання у каламутній воді психіатрії вимагає надійного етичного компасу. Етичні дилеми нагадують медичним працівникам, що вони повинні постійно балансувати між обов'язком надавати допомогу і повагою до гідності та автономії пацієнта. У цьому делікатному танці ключовими є комунікація, рефлексія та відданість благополуччю кожної людини.

Розділ 9

РОБОТА В МУЛЬТИДИСЦИПЛІНАРНІЙ КОМАНДІ

Роль та функції різних фахівців.

Психіатрична служба не покладається виключно на роботу психіатрів. Це спільна оркестровка, в якій беруть участь багато професіоналів. Кожен з них, маючи власну спеціалізацію та досвід, робить свій внесок у загальну, цілісну допомогу пацієнту.

1. Психіатр:
Психіатри спеціалізуються на діагностиці, лікуванні та профілактиці психічних розладів. Їх підготовка дозволяє їм призначати ліки, рекомендувати терапію та втручатися в ситуації, що потребують госпіталізації.
- Основні функції:
- Діагностична оцінка.
- Призначення психотропних препаратів.
- Контроль за виконанням планів лікування.

2. Психіатрична медсестра:
Медсестри часто є першою контактною особою для пацієнтів. Вони відіграють вирішальну роль у повсякденному управлінні медичним обслуговуванням, введенні ліків та спостереженні за пацієнтами.
- Основні функції:
- Безпосередній догляд за пацієнтами.
- Введення ліків.
- Моніторинг поведінки та симптомів.
- Інформування пацієнтів про їхнє лікування.

3. Клінічний психолог:
Психолог зосереджується на психотерапії та психологічній оцінці, пропонуючи розуміння поведінки, емоцій та думок пацієнта.
- Основні функції:
- Індивідуальна, сімейна або групова психотерапія.
- Психологічні оцінки.

- Розробка інтервенційних програм.

4. Соціальний працівник:
Цей фахівець допомагає пацієнтам керувати своїми хворобами та розуміти їх, а також зв'язує їх із зовнішніми ресурсами та підтримує їхні соціальні потреби.
- Основні функції:
- Психосоціальна підтримка.
- Зв'язок з ресурсами громади.
- Консультування щодо прав та пільг працівників.

5. Ерготерапевт:
Ерготерапевти зосереджуються на вдосконаленні повсякденних навичок пацієнтів, даючи їм змогу вести максимально незалежне життя.
- Основні функції:
- Оцінка функціональних можливостей.
- Налагодження терапевтичних заходів.
- Навчання повсякденним життєвим навичкам.

6. Клінічний фармацевт:
Спеціалізуючись на психотропних препаратах, фармацевт консультує команду щодо побічних ефектів, лікарських взаємодій та відповідних терапевтичних схем.
- Основні функції:
- Моніторинг ліків.
- Консультування з питань лікувального харчування.
- Інформування пацієнтів про ліки.

7. Психомоторика:
Цей фахівець зосереджується на взаємозв'язку між психологічними та руховими аспектами пацієнта, використовуючи рух як засіб самовираження та терапії.
- Основні функції:
- Рухова терапія.
- Оцінка напруження та блокування тіла.
- Релаксаційні та тілесні техніки.

Багатство відділення психіатрії полягає в різноманітності його персоналу. Такий мультидисциплінарний підхід дозволяє вирішувати багато аспектів психічних розладів, пропонуючи пацієнтам комплексну, індивідуалізовану допомогу. У цій терапевтичній екосистемі кожен фахівець робить свій внесок, працюючи в симбіозі заради благополуччя пацієнта.

Співпраця та ефективна комунікація всередині команди.

Співпраця та комунікація в команді психіатрів мають важливе значення для забезпечення якісного догляду за пацієнтами. Ця міжпрофесійна співпраця дає можливість об'єднати різні сфери знань для надання комплексної допомоги. Це делікатний балет, в якому кожен учасник відіграє важливу роль, що вимагає безперебійної комунікації для безперебійного функціонування.

Психіатрія - дуже складна галузь. Кожен пацієнт - це загадка, з унікальними симптомами, історіями, надіями та страхами. Зіткнувшись з цією складністю, командна робота стає ключовим елементом. Але як ця співпраця втілюється в життя?

1. Координаційні зустрічі :
Це регулярні зустрічі, на яких члени команди діляться новинами про пацієнтів, обговорюють прогрес, проблеми та стратегії лікування. Ці зустрічі дозволяють команді залишатися на одній хвилі та працювати узгоджено.

2. Документація Клер :
Ведення чітких, детальних та актуальних записів є дуже важливим. Це дає змогу кожному члену команди мати доступ до інформації, необхідної для розуміння прогресу пацієнта та відповідного коригування своїх втручань.

3. Повага до ролей :
Кожен професіонал приносить свій особливий досвід. Повага та оцінка ролі кожного зміцнює довіру в команді та заохочує до тіснішої співпраці.

4. Комунікаційні інструменти :
Використання сучасних технологічних інструментів, таких як електронні системи ведення медичної документації та програми захищеного зв'язку, може значно полегшити обмін та спільне використання інформації між учасниками.

5. Спільне навчання:
Міжпрофесійні тренінги можуть допомогти зміцнити комунікативні навички, зрозуміти ролі та обов'язки один одного, а також побудувати культуру співпраці.

6. Конструктивний зворотній зв'язок :
Ефективна комунікація також вимагає вміння давати та отримувати зворотній зв'язок. Це навчальна можливість, де члени організації можуть конструктивно ділитися пропозиціями, занепокоєнням і похвалою.

7. Вирішення конфліктів :

Розбіжності неминучі. Однак проактивне і позитивне управління конфліктами, з акцентом на вислуховуванні та пошуку спільних рішень, гарантує, що розбіжності не вплинуть негативно на якість надання медичної допомоги.

Комунікація та співпраця в психіатрії - це не просто питання логістики. Вони відображають філософію догляду, яка визнає, що психічне здоров'я є складним і багатофакторним. Працюючи разом, обмінюючись знаннями та цінуючи внесок один одного, команда може запропонувати допомогу, яка є більшою, ніж сума її частин. У цьому спільному танці кожен крок, кожен рух, кожен жест має значення, роблячи гармонію відчутною реальністю.

РОЗДІЛ 10

ПРОФІЛАКТИКА ТА ОСВІТА

Роль медсестри у профілактиці рецидивів.

Рецидив є основною проблемою в лікуванні психічних розладів. Рецидив можна визначити як повернення симптомів розладу після періоду ремісії або поліпшення. Для пацієнтів, їхніх родин та медичних працівників рецидив може бути дестабілізуючим і болісним досвідом, що характеризується погіршенням функціональності, порушенням повсякденного життя і часто госпіталізацією.

У цьому контексті психіатрична медсестра відіграє фундаментальну роль у профілактиці рецидивів. Як центральна ланка безперервного догляду, медсестри мають всі можливості для виявлення тривожних ознак, навчання пацієнтів і проактивного втручання.

1. Навчання пацієнтів:
Медсестра розповідає пацієнтам про їхню хворобу, фактори ризику рецидиву та важливість дотримання режиму лікування. Краще розуміння хвороби дозволяє пацієнтові розпізнавати тривожні ознаки та вживати профілактичних заходів.

2. Медикаментозний моніторинг:
Забезпечення правильного прийому ліків пацієнтами має вирішальне значення. Медсестри можуть порадити щодо лікування побічних ефектів, регулярності прийому та координації з фармацевтом, щоб забезпечити наявність ліків.

3. Клінічне спостереження:
Медсестра уважно спостерігає за поведінкою, настроєм і симптомами пацієнта. Будь-які незначні зміни можуть бути індикатором потенційного рецидиву.

4. Пропаганда здорового способу життя :
Збалансований спосіб життя є ключовим елементом профілактики. Медсестри заохочують до здорових звичок, таких як збалансоване харчування, регулярна фізична активність, повноцінний сон та обмеження вживання психоактивних речовин.

5. Управління стресом :
Стрес є поширеним тригером. Медсестри можуть впроваджувати методи управління стресом, такі як медитація, релаксація або когнітивно-поведінкова терапія.

6. Зв'язок з родиною та друзями :
Сім'я може бути цінним союзником у запобіганні рецидивам. Медсестра інформує сім'ю про тривожні ознаки та залучає її до плану догляду за пацієнтом.

7. Психосоціальна підтримка :
Окрім медичних втручань, важливою є соціальна підтримка. Медсестри можуть скерувати пацієнтів до груп підтримки або громадських ресурсів.

8. Кризові плани :
У співпраці з пацієнтом медсестра складає план дій на випадок значного погіршення стану, детально описуючи кроки, які необхідно зробити, людей, з якими слід зв'язатися, та екстрені заходи.

Роль медичної сестри у профілактиці рецидивів є динамічною, багатогранною та вирішальною. Завдяки своїм цілеспрямованим втручанням, близькості до пацієнта та цілісному баченню догляду, медичні сестри є оплотом проти рецидивів, гарантуючи, що кожен пацієнт може жити своїм життям зі стійкістю, надією та автономією.

Навчання пацієнтів та їхні сім'ї.

Інформування пацієнтів та їхніх родин про психічне здоров'я має фундаментальне значення для успішного одужання. Це процес, який виходить за рамки простої передачі інформації; він має на меті розширити можливості пацієнтів і тих, хто їх оточує, зміцнити їхнє розуміння і дати їм інструменти, необхідні для щоденного управління своєю хворобою. Через свою центральну позицію в команді медичної допомоги медсестри часто є головними освітянами.

Розуміння як відправна точка:
Будь-який освітній підхід у психіатрії починається з емпатійного розуміння реальності пацієнта. Визнаючи почуття, занепокоєння і прагнення пацієнта та його родини, медсестра може розробити відповідну освітню стратегію.

1. Інформація про захворювання:
   - **Характер і симптоми:** Поясніть, що таке хвороба, її типові симптоми і як вона може розвиватися.
   - **Причини:** Визначте біологічні, генетичні, екологічні та психосоціальні фактори, які можуть сприяти виникненню захворювання.
   - **Доступні методи лікування:** медикаментозне, терапевтичне, психосоціальне втручання.

2. Важливість прихильності до лікування :
   - **Роз'яснення щодо ліків:** Як вони діють, чому їх призначають, можливі побічні ефекти.
   - **Прихильність:** обговоріть перешкоди для регулярного прийому ліків та методи покращення прихильності.

3. Розпізнавання попереджувальних знаків :
Розкажіть людям про попереджувальні ознаки рецидиву або загострення симптомів, а також про важливість раннього втручання.

4. Навички управління стресом :
Впроваджуйте техніки релаксації, медитацію або інші стратегії управління стресом, основним фактором ризику багатьох психічних розладів.

5. Зміцнення психічного здоров'я :
- **Звички способу життя:** важливість здорового харчування, фізичних вправ і регулярного сну.
- **Уникнення речовин:** небезпека алкоголю, наркотиків та інших речовин у зв'язку з хворобою.

6. Роль і підтримка сім'ї :
- **Активне слухання:** навчити членів сім'ї слухати, не засуджуючи.
- **Втручання:** як правильно втручатися, коли пацієнт перебуває в кризі.

7. Ресурси та мережі підтримки :
Перенаправлення до груп підтримки, асоціацій та інших ресурсів громади.

Навчання пацієнтів та їхніх родин - це ціла подорож. Вона вимагає терпіння, повторення і пристосування до мінливих потреб пацієнта. Як педагоги, медичні сестри прагнуть не лише передати знання, а й вселити надію, розвинути стійкість і заохотити до самостійності. У складному лабіринті психіатрії ця освіта стає компасом, який веде пацієнта та його родину до збалансованого і повноцінного життя.

Важливість підвищення обізнаності широкому загалу.

У світі, де психічні захворювання продовжують бути оповиті стигмою і нерозумінням, підвищення обізнаності громадськості має першорядне значення. Йдеться не лише про поширення інформації, а й про зміну сприйняття, ставлення та поведінки щодо людей, які живуть з психічними розладами. Давайте розглянемо, чому це важливо і як це впливає на суспільство в цілому.

Розвіювання міфів та стигми:
Психічні захворювання часто оповиті міфами та упередженнями, що підживлюються незнанням, страхом, а іноді й упередженим зображенням у засобах масової інформації. Ці стигми можуть призвести до дискримінації, ізоляції та сорому для людей, які страждають на психічні захворювання. Підвищення обізнаності серед широкої громадськості означає надання більш точної та детальної картини психічних розладів, що може допомогти зменшити цю стигматизацію.

Зміцнення психічного здоров'я:
Підвищення обізнаності означає не лише розмови про хвороби, а й просування доброго психічного здоров'я. Це включає в себе спосіб життя, який сприяє психологічному благополуччю та підтримці. Це включає звички способу життя, які сприяють психологічному благополуччю, важливість прислухатися до інших і взаємну підтримку в громадах.

Полегшення пошуку допомоги:
Багато людей не наважуються звертатися по допомогу через страх осуду. Підвищення обізнаності громадськості створює середовище, в якому люди

почуваються комфортніше, коли говорять про свої психічні проблеми і без вагань звертаються по допомогу.

Вплив на державну політику :
Поінформована та обізнана громадськість з більшою ймовірністю підтримає політику, сприятливу для психічного здоров'я, чи то з точки зору фінансування, чи то з точки зору досліджень, чи то з точки зору профілактичних програм. Такий позитивний тиск з боку громадськості може спонукати політиків, які приймають рішення, надавати психічному здоров'ю пріоритетне значення у своїх програмах.

Створення більш чуйного суспільства :
Підвищення обізнаності допомагає розвивати суспільство, в якому цінується емпатія та розуміння. У такому суспільстві люди з проблемами психічного здоров'я сприймаються не як "інші", а як невід'ємні члени громади, які мають право на повагу, підтримку та гідність.

Профілактична освіта:
Підвищуючи обізнаність громадськості про ранні ознаки психічних розладів, ми можемо сприяти ранньому втручанню, тим самим зменшуючи тяжкість і тривалість хвороби. Це інвестиція в майбутнє, адже профілактика часто є більш економічно ефективною, ніж лікування.

Підвищення обізнаності громадськості про психічне здоров'я - важливе завдання, яке виходить за рамки простого надання інформації. Це суспільний рух, спрямований на побудову світу, в якому психічні захворювання розуміють, а не стигматизують, і де підтримка доступна для всіх. Для фахівців у сфері психічного здоров'я, в тому числі медичних сестер, підвищення обізнаності є не тільки професійним обов'язком, але й актом гуманності, спрямованим на побудову мостів взаєморозуміння в різноманітному і взаємопов'язаному суспільстві.

Розділ 11

ПСИХОФАРМАКОЛОГІЯ ДЕТАЛЬНО

Механізми дії психотропні препарати.

Психотропні препарати відіграють центральну роль у лікуванні багатьох психічних захворювань. Ці препарати діють, змінюючи активність нейромедіаторів у мозку. Щоб зрозуміти механізм дії психотропних препаратів, важливо спочатку розглянути нейромедіатори - молекули, які виконують роль хімічних месенджерів у нервовій системі.

Роль нейромедіаторів :
Мозок - це складна мережа взаємопов'язаних нейронів. Щоб спілкуватися один з одним, ці нейрони використовують молекули, які називаються нейромедіаторами. Вони вивільняються одним нейроном, перетинають невеликий проміжок, який називається синапсом, і зв'язуються зі специфічними рецепторами на іншому нейроні. Цей процес впливає на безліч функцій, від регуляції настрою до координації рухів.

Як діють психотропні препарати:
Психотропні препарати діють, змінюючи кількість або активність певних нейромедіаторів. Ось кілька прикладів механізмів їхньої дії:
- **Селективні інгібітори зворотного захоплення серотоніну (СІЗЗС)**: використовуються переважно для лікування депресії, СІЗЗС збільшують концентрацію серотоніну в синапсі за рахунок зменшення його зворотного захоплення нейронами.
- **Антипсихотики**: ці препарати, що використовуються для лікування таких розладів, як шизофренія, часто діють шляхом блокування рецепторів дофаміну, ключового нейромедіатора в ланцюгах винагороди та мотивації.

- **Стабілізатори настрою**: наприклад, літій, що використовується при біполярному розладі, впливає на кілька нейромедіаторів і шляхів передачі сигналів у клітинах. Його точний механізм дії все ще досліджується.
- **Бензодіазепіни**: призначаються при тривозі і розладах сну, вони підвищують ефективність ГАМК, гальмівного нейромедіатора, який знижує активність нейронів.
- **Стимулятори**: Використовуються для лікування синдрому дефіциту уваги і гіперактивності (СДУГ), підвищують рівень дофаміну і норадреналіну в мозку.

Складність дії психотропних препаратів:
Важливо зазначити, що дія психотропних препаратів є комплексною. Один і той самий препарат може мати кілька механізмів дії, і пацієнти можуть по-різному реагувати на одне й те саме лікування. Більше того, баланс між терапевтичними перевагами та побічними ефектами варіюється від однієї людини до іншої.

Розуміння механізмів дії психотропних препаратів має важливе значення для оптимального догляду за пацієнтами. Це дає змогу медичним працівникам, зокрема медсестрам, призначати лікування в інформований спосіб, інформувати пацієнтів про їхні ліки, а також спостерігати і повідомляти про будь-які побічні ефекти або лікарські взаємодії. У сфері, де кожна молекула може мати значний вплив на якість життя пацієнта, таке розуміння лежить в основі клінічної практики.

Управління побічними ефектами.

Управління побічними ефектами психотропних препаратів є важливим аспектом психіатричного лікування. Хоча ці препарати ефективні для багатьох пацієнтів, вони також можуть викликати ряд небажаних ефектів, від легких до важких. Забезпечення належного моніторингу, навчання пацієнтів та адаптація лікування можуть значно покращити самопочуття пацієнтів та їхню прихильність до лікування.

Розуміння побічних ефектів:
Кожен психотропний препарат має свій власний профіль побічних ефектів. Наприклад, деякі антипсихотики можуть викликати збільшення ваги або мимовільні рухи, а деякі антидепресанти - шлунково-кишкові або сексуальні проблеми.

Навчання пацієнтів:
Першим кроком у боротьбі з цими ефектами є інформування пацієнта. Пацієнти повинні бути поінформовані про можливі побічні ефекти, їх частоту та тяжкість, а також про ознаки, на які слід звертати увагу. Це допоможе їм швидко виявити потенційну проблему і проконсультуватися з лікарем.

Регулярне спостереження:
Регулярний моніторинг за допомогою консультацій та аналізів має важливе значення для виявлення та лікування побічних ефектів. Наприклад, аналізи крові можуть знадобитися для моніторингу впливу стабілізаторів настрою на нирки або щитовидну залозу.

Стратегії управління :
- **Коригування дози:** зменшення дози часто може полегшити побічні ефекти без шкоди для ефективності препарату.
- **Зміна ліків:** якщо пацієнт не переносить ліки, можна спробувати інші ліки з того ж або іншого класу.
- **Додаткові ліки:** у деяких випадках для боротьби з конкретним побічним ефектом може бути доданий інший препарат.
- **Час:** Іноді, просто змінивши час прийому ліків, можна мінімізувати побічні ефекти.
- **Немедикаментозна підтримка:** При певних побічних ефектах, таких як збільшення ваги, може бути корисною дієтична підтримка або фізична терапія.

Ефективна комунікація :
Заохочення пацієнтів до відкритого спілкування про свої симптоми та проблеми є життєво важливим. Іноді побічний ефект може викликати у пацієнта збентеження або дискомфорт, і він може не згадувати про нього, якщо його прямо не запитати.

Управління побічними ефектами - це делікатне завдання, яке вимагає тісної співпраці між пацієнтом і медичним працівником. Медичні сестри, які першими реагують і здійснюють щоденний догляд, відіграють центральну роль у цьому управлінні. Вони повинні не тільки активно відстежувати ці ефекти, але й пропонувати підтримку, навчання та настанови, гарантуючи, що психіатричне лікування буде не тільки ефективним, але й безпечним і добре переносимим.

Взаємодія ліків.

Лікарська взаємодія - це зміна дії лікарського засобу через присутність іншого лікарського засобу, харчового продукту або речовини. Вони можуть потенціювати або пригнічувати дію препарату, що призводить до зниження ефективності або збільшення ризику побічних ефектів. У сфері психіатрії, де багато пацієнтів можуть приймати кілька препаратів одночасно, розуміння та управління лікарськими взаємодіями має важливе значення.

Типи лікарських взаємодій :
- **Фармакодинамічні взаємодії:** виникають, коли два препарати діють на одну й ту саму ділянку в організмі і мають подібні або протилежні ефекти. Наприклад, седативний антидепресант і анксіолітик можуть мати адитивний ефект, що призводить до надмірної седації.
- **Фармакокінетичні взаємодії:** виникають, коли один препарат впливає на всмоктування, розподіл, метаболізм або виведення іншого препарату. Наприклад, один препарат може інгібувати фермент, який метаболізує інший препарат, тим самим підвищуючи його концентрацію в організмі.

Наслідки взаємодій :
- **Зниження терапевтичного ефекту:** взаємодія лікарських засобів може знизити ефективність препарату, тим самим ставлячи під загрозу лікування.
- **Посилення побічних ефектів:** взаємодія також може посилити небажані або токсичні ефекти ліків.

Профілактика та управління :
- **Повна оцінка:** При призначенні лікування медичний працівник повинен мати повний список ліків, добавок і трав'яних препаратів, які приймає пацієнт.
- **Використання баз даних:** Спеціалізоване програмне забезпечення та бази даних можуть допомогти виявити потенційні лікарські взаємодії.
- **Інформування пацієнтів:** Пацієнти повинні бути проінструктовані про те, що вони завжди повинні інформувати свого опікуна перед тим, як приймати будь-які нові ліки або добавки.
- **Регулярний моніторинг:** якщо лікарська взаємодія можлива, але необхідна, може знадобитися посилений моніторинг симптомів або рівня препарату в крові.
- **Коригування дози:** у деяких випадках дозу одного або обох препаратів можна відкоригувати, щоб мінімізувати ризики.

Роль медсестри:
Медичні сестри відіграють центральну роль у виявленні та управлінні лікарськими взаємодіями. Оскільки вони часто є першою особою, яка контактує з пацієнтом, медсестри можуть зібрати важливу інформацію про ліки, які він приймає, і відстежувати ознаки побічних взаємодій. Крім того, інформуючи пацієнтів про важливість повідомляти про всі ліки, які вони приймають, медсестра відіграє важливу профілактичну роль.

Взаємодія лікарських засобів є постійним викликом у світі медицини, і особливо в психіатрії. Проактивний менеджмент у поєднанні з якісною освітою та ефективною комунікацією між медичними працівниками та пацієнтами може мінімізувати ризики та забезпечити безпечність та ефективність лікування.

Розділ 12

ОСОБЛИВІ ГРУПИ НАСЕЛЕННЯ У ПСИХІАТРІЇ

Психіатрія дітей та підлітків.

Дитяча та підліткова психіатрія відрізняється від психіатрії дорослих своїм специфічним підходом до психічних проблем цих вікових груп. Маючи справу з людьми, які переживають період фізичного, емоційного та когнітивного зростання, вона вимагає глибокого розуміння фаз розвитку, а також сімейних, соціальних та шкільних взаємодій.

Особливість розвитку :
Мозок дітей та підлітків постійно розвивається. Емоційні реакції, поведінка та симптоми можуть змінюватися залежно від віку та стадії розвитку. Розуміння нормальних стадій розвитку має важливе значення для розрізнення того, що є нормальним, і того, що може бути патологією.

Поширені розлади у дітей та підлітків:
- **Розлад аутистичного спектру:** впливає на спілкування та соціальну поведінку.
- **СДУГ (синдром дефіциту уваги з гіперактивністю або без неї):** Характеризується проблемами з увагою, гіперактивністю та імпульсивністю.
- **Тривожні розлади:** такі як фобії, генералізована тривога або обсесивно-компульсивний розлад.
- **Розлади настрою:** наприклад, депресія або біполярний розлад.
- Розлади харчової поведінки: анорексія, булімія.
- **Психотичні розлади:** хоча в цьому віці вони зустрічаються рідше, вони потребують особливої уваги.

Вплив сім'ї та соціального контексту :
Роль сім'ї займає центральне місце в житті дітей та підлітків. Динаміка сім'ї та стресові події, такі як

розлучення або переїзд, можуть мати глибокі наслідки. Аналогічно, шкільне середовище, дружба та позакласні заходи відіграють важливу роль у психологічному благополуччі.

Терапевтичне управління:
- **Індивідуальна** терапія: дозволяє дитині чи підлітку висловити свої почуття та попрацювати над своїми проблемами.
- **Сімейна терапія:** спрямована на покращення взаємодії в сім'ї.
- **Групова терапія:** корисна для підлітків, щоб поділитися своїм досвідом.
- **Медикаментозне лікування:** Це можна розглядати, але завжди з обережністю і з урахуванням конкретних фізіологічних факторів.

Роль медичної сестри в дитячій психіатрії:
Медсестра часто є першою контактною особою. Вона оцінює, спостерігає і відіграє допоміжну роль. Навчання батьків і родичів також має важливе значення, оскільки дає змогу краще зрозуміти розлади і краще керувати ними в домашніх умовах.

Дитяча та підліткова психіатрія - делікатна галузь, яка враховує складність розвитку та соціальних взаємодій у цьому віці. Належний догляд, активне слухання та тісна співпраця з родиною є життєво важливими для того, щоб допомогти цим юним пацієнтам впоратися з викликами їхнього життя та закласти міцний фундамент для майбутнього.

Геріатрична психіатрія: Психічні розлади у людей похилого віку.

Геріатрична психіатрія - це галузь психіатрії, що займається лікуванням психічних розладів у людей похилого віку. Зі збільшенням тривалості життя і зростанням кількості населення похилого віку ця спеціальність стає все більш актуальною і необхідною.

Розуміння старості :
Старість супроводжується численними трансформаціями: фізіологічними, психологічними та соціальними. Когнітивні зміни, фізичне ослаблення, поступова втрата автономії, важка втрата, вихід на пенсію та відчуття ізоляції - все це може стати джерелом стресу та вразливості для людей похилого віку.

Поширені психічні розлади у людей похилого віку:
- **Депресивні розлади:** Депресія - одна з найпоширеніших психіатричних патологій у літніх людей, але її часто недостатньо діагностують або плутають з проявами нормального старіння.
- **Нейродегенеративні захворювання:** такі як хвороба Альцгеймера або Паркінсона. Ці захворювання часто супроводжуються психіатричними симптомами, такими як розлади настрою, галюцинації або марення.
- **Тривожні** розлади: вони можуть бути пов'язані зі страхом смерті, ізоляції або залежності.
- **Старечі психози:** хоча вони зустрічаються рідше, але вимагають особливої уваги для забезпечення безпеки пацієнта і тих, хто його оточує.

Терапевтичне управління:
- **Повне об стеження:** включає детальний анамнез, фізичне обстеження, нейропсихологічні тести та, за необхідності, візуалізаційні дослідження.
- **Немедикаментозні методи лікування:** наприклад, когнітивно-поведінкова терапія, музична терапія або ремінісценції.
- **Медикаментозне лікування:** фармакологія у людей похилого віку є складною через взаємодію препаратів та вікові зміни метаболізму. Необхідний ретельний моніторинг.
- **Підтримка опікунів :** Родичі людей похилого віку відіграють вирішальну роль. Їх підтримка та навчання можуть покращити якість життя пацієнта.

Роль геронтопсихіатричної медсестри:
Медична сестра знаходиться в центрі догляду, забезпечуючи щоденний моніторинг, спостерігаючи за поведінковими змінами, вводячи ліки та пропонуючи психологічну підтримку. Вона тісно співпрацює з мультидисциплінарною командою, до якої входять, зокрема, лікар, психолог і ерготерапевт.

Хоча геронтопсихіатрія є спеціалізованою галуззю, вона нагадує про те, як важливо дивитися на людину в цілому. Психологічні розлади у літніх людей часто можуть бути проявом їхніх переживань, занепокоєння або фізичного страждання. Тому, щоб забезпечити цим людям якість життя, на яку вони заслуговують, необхідний цілісний підхід, що поєднує медичні знання з людською чутливістю.

Психічні розлади під час вагітність та післяпологовий період.

Вагітність і післяпологовий період - це час глибоких фізіологічних, гормональних і психологічних потрясінь для жінок. Ці зміни можуть підвищити вразливість до різних психічних розладів. Розпізнавання та лікування цих розладів є важливим для благополуччя як матері, так і дитини.

Нормальні емоційні зміни :
Це абсолютно нормально, що жінки відчувають цілу низку емоцій під час вагітності та після пологів. Можуть відбуватися перепади настрою через гормональні зміни та тривоги щодо материнства. Однак дуже важливо відрізняти ці нормальні зміни від патологічних симптомів.

Поширені розлади під час вагітності та післяпологового періоду:
- **Депресія:** "дитячий блюз" є поширеним явищем через кілька днів після пологів. Якщо цей смуток зберігається або погіршується, він може перерости в післяпологову депресію, яка вимагає медичного втручання.
- **Післяпологовий психоз:** хоч і рідкісний, але серйозний. Він може призвести до галюцинацій, марення і, в рідкісних випадках, небезпечної поведінки для матері або дитини.
- У цей період можуть з'явитися або посилитися **тривожні розлади,** такі як панічний розлад, обсесивно-компульсивний розлад або генералізований тривожний розлад.
- **Післяпологовий ПТСР:** У деяких жінок може розвинутися посттравматичний стресовий розлад після особливо важких або травматичних пологів.

Фактори ризику :
- **Психіатричний анамнез:** жінки з психіатричними розладами в анамнезі піддаються більшому ризику.
- **Стрес і зміни в житті:** переїзд, проблеми в стосунках або фінансові проблеми можуть сприяти виникненню розладів.
- Ускладнення під час вагітності або пологів.
- **Брак підтримки: відсутність** підтримки з боку партнера, сім'ї або друзів може посилити симптоми.

Терапевтичне управління:
- **Терапія:** когнітивно-поведінкова терапія або міжособистісна терапія можуть бути ефективними.
- **Медикаментозне** лікування: можна призначити антидепресанти, ретельно зваживши користь і ризики для матері та дитини.
- **Підтримка:** групи підтримки можуть забезпечити простір для обміну досвідом і допомоги один одному.

Роль опікунів:
Рання діагностика має вирішальне значення. Лікарі, медсестри та акушерки повинні бути навчені розпізнавати симптоми, надавати підтримку та направляти до спеціалістів у разі потреби.

Психічні розлади під час вагітності та в післяпологовий період є серйозними проблемами зі здоров'ям, які можуть мати тривалий вплив на матір, дитину та сім'ю. Поінформованість, ретельний моніторинг та належне лікування мають важливе значення для забезпечення довгострокового благополуччя всіх учасників процесу.

Розділ 13

КУЛЬТУРА ТА ПСИХІАТРІЯ

Вплив культури на сприйняття психічних захворювань.

Культура, багате полотно історій, вірувань і традицій, неминуче впливає на наше сприйняття навколишнього світу. Коли йдеться про психічне здоров'я, культура відіграє ключову роль, формуючи не лише те, як ми ідентифікуємо та розуміємо психічні захворювання, але й те, як ми реагуємо на них та лікуємо їх.

Протягом століть у різних суспільствах психічні розлади інтерпретувалися по-різному. У деяких культурах симптоми психічних захворювань могли розглядатися як ознаки одержимості демонами, божественної кари або надприродних дарів. В інших - як природний дисбаланс, який можна виправити за допомогою ритуалів чи традиційних засобів.

Хоча сучасність приносить із собою досягнення науки і медицини, ці традиційні концепції не просто зникають. Натомість вони часто співіснують з більш медикалізованими інтерпретаціями психічних розладів, створюючи складний ландшафт, де культурні вірування та медичні знання перетинаються, а іноді й стикаються.

Таке поєднання може призвести до напруженості, особливо коли фахівці з психічного здоров'я, які пройшли підготовку в західних умовах, взаємодіють з пацієнтами з різним культурним досвідом. Симптом, який вважається патологічним в одній культурі, може вважатися нормальним або навіть цінним відхиленням в іншій. Наприклад, у деяких культурах слухання голосів може розглядатися як духовний досвід, а не як ознака шизофренії.

Крім того, стигма, пов'язана з психічними захворюваннями, дуже різниться в різних культурах. У деяких контекстах визнання боротьби з депресією або тривогою може призвести до ізоляції або дискримінації, в той час як в інших - до співчуття і відкритості. Ця культурна варіативність може впливати на готовність людини звернутися по допомогу або дотримуватися рекомендованого лікування.

Тому для фахівців з охорони психічного здоров'я дуже важливо застосовувати культурно-чутливий підхід, визнаючи, що поняття хвороби, благополуччя і одужання не є універсальними, а глибоко вкорінені в конкретному культурному контексті кожної людини. Розуміючи і поважаючи ці нюанси, вони можуть запропонувати більш ефективну і співчутливу допомогу, гармонізуючи сучасні втручання з переконаннями і цінностями тих, кому вони прагнуть допомогти.

Виклики та стратегії для міжкультурне піклування.

Міжкультурна допомога - це складна і делікатна галузь медицини, яка має на меті забезпечити справедливе і належне медичне обслуговування пацієнтів з різним культурним походженням. Цей підхід визнає, що культура глибоко впливає на те, як люди сприймають здоров'я, хворобу, лікування та догляд. Хоча міжкультурний підхід є необхідним, він також пов'язаний з пастками і викликами.

Виклики міжкультурної допомоги :
- **Мовні бар'єри:** Мова є основним засобом спілкування між пацієнтом і медичним працівником. Відсутність взаєморозуміння може призвести до помилкового діагнозу або поганої прихильності до лікування.

- **Різні переконання та сприйняття:** Уявлення про причину хвороби, бажані методи лікування та поняття благополуччя значно відрізняються в різних культурах.
- **Стигма та дискримінація:** У деяких культурах з певними хворобами асоціюється певна стигма, яка може заважати пацієнтам звертатися за допомогою або ділитися своїми симптомами.
- **Відмінності в стандартах спілкування:** зоровий контакт, манера ставити запитання і сприйнятливість до інформації можуть відрізнятися в різних культурах.
- **Інституційні обмеження:** системи охорони здоров'я часто побудовані за західними стандартами і можуть бути не пристосовані для врахування міжкультурних нюансів.

Стратегії ефективної міжкультурної допомоги :
- **Культурне навчання:** надавати медичним працівникам навчання для підвищення їхньої обізнаності щодо різних культурних поглядів, переконань щодо здоров'я та поведінки, пов'язаної зі здоров'ям.
- **Послуги усного перекладу:** надання професійних перекладачів, які можуть полегшити спілкування між пацієнтом і медичним працівником.
- **Інтеграція традиційних цілителів:** у деяких культурах традиційні цілителі відіграють важливу роль у лікуванні. Співпраця з ними може зміцнити довіру та покращити результати.
- **Прийміть ставлення культурної покірності:** Замість того, щоб припускати повне знання культур, підходьте до кожного пацієнта як до можливості вивчити і зрозуміти його унікальну точку зору.

- **Відповідні методи спілкування:** Адаптуйте свій стиль спілкування до потреб та вподобань пацієнта, звертаючи увагу на те, що залишилося недомовленим, а також на невербальні сигнали.
- **Гнучкість протоколів лікування:** визнати, що стандартні методи лікування можуть не підходити для всіх пацієнтів, і бути відкритими до модифікації планів лікування відповідно до культурних потреб.
- **Створення гостинного середовища:** Це може включати візуальні елементи, що представляють різні культури, або місця для молитви і медитації для різних релігійних груп.

Міжкультурна опіка - це скоріше подорож, ніж пункт призначення. Вона вимагає самоаналізу, безперервної освіти та готовності прийняти різноманітність у всіх її формах. Подолавши ці виклики і прийнявши ці стратегії, медичні працівники можуть запропонувати дійсно орієнтовану на пацієнта допомогу, яка поважає його переконання, цінності та культурну ідентичність.

Розділ 14

ТЕХНОЛОГІЯ ТА ІННОВАЦІЇ В ПСИХІАТРІЇ

Телемедицина та дистанційні консультації.

Телемедицина, яка охоплює використання інформаційно-комунікаційних технологій для надання медичної допомоги на відстані, зробила революцію у світі охорони здоров'я. Колись телемедицина розглядалася як вторинне або додаткове рішення, сьогодні вона визнана основним способом надання медичної допомоги, особливо в ситуаціях, коли доступ до традиційної медицини обмежений або ускладнений.

Переваги телемедицини :
- **Доступність:** вона пропонує допомогу пацієнтам, які географічно віддалені або мають труднощі з пересуванням. Це особливо актуально для сільської місцевості або районів з недостатнім рівнем обслуговування.
- **Зручність:** пацієнти можуть отримувати допомогу в комфорті власного будинку, уникаючи подорожей, часу очікування і будь-яких пов'язаних з цим витрат.
- **Безперервність догляду:** Це забезпечує безперебійну комунікацію між різними постачальниками послуг, гарантуючи безперебійний догляд.
- **Швидке реагування:** у надзвичайних ситуаціях дистанційні консультації можуть надати негайну оцінку.
- **Економія:** зменшуючи потребу в фізичних приміщеннях і поїздках, телемедицина може призвести до економії коштів для лікарів і пацієнтів.

Виклики телемедицини :
- **Технологічні обмеження:** не всі пацієнти мають доступ до надійних технологій або стабільного інтернет-з'єднання.
- **Занепокоєння щодо конфіденційності:** передача медичної інформації через Інтернет викликає занепокоєння щодо захисту даних.
- **Обмеження фізичного обстеження:** деякі стани вимагають ретельного фізичного обстеження, яке важко провести дистанційно.
- **Нормативно-правові питання:** Законодавство про телемедицину відрізняється в різних країнах і може бути складним.

Телемедицина в психіатрії :
У психіатрії телемедицина виявилася особливо корисною. З огляду на те, що психіатричні консультації здебільшого базуються на розмовах і вербальних оцінках, а не на поглибленому фізичному обстеженні, вони добре піддаються дистанційному консультуванню.

- **Початкові консультації:** попередні психіатричні огляди можна ефективно проводити на відстані, що дає змогу провести швидку оцінку і, за необхідності, направити пацієнта до спеціаліста.
- **Терапія:** Дистанційна терапія, або телетерапія, стала звичним явищем, що дозволяє пацієнтам продовжувати лікування, незважаючи на географічні або логістичні перешкоди.
- **Медикаментозне лікування:** Психіатри можуть контролювати і коригувати прийом ліків пацієнта за допомогою дистанційних консультацій, хоча в деяких випадках можуть знадобитися фізичні тести.
- **Групи підтримки:** Сеанси групової терапії також можуть бути організовані онлайн, пропонуючи підтримку спільноти без географічних обмежень.

Телемедицина в психіатрії, як і в інших галузях медицини, вимагає відповідної підготовки лікарів, а також запобіжних заходів для забезпечення конфіденційності та безпеки пацієнтів. Однак, завдяки швидкому розвитку технології та зростаючому визнанню її переваг, телемедицина знаходиться на шляху до того, щоб стати міцною і цінною частиною медичного ландшафту.

Мобільні додатки та платформи самодопомоги.

У цифрову епоху мобільні додатки та платформи самодопомоги стали важливою частиною ландшафту психічного здоров'я, пропонуючи користувачам різноманітні інструменти для управління, розуміння та покращення свого психологічного благополуччя.

Переваги додатків і платформ самодопомоги :
- **Доступність:** ці інструменти часто доступні 24 години на добу, пропонуючи негайну підтримку в разі потреби.
- **Анонімність:** Для тих, хто боїться стигми, пов'язаної з пошуком допомоги через проблеми з психічним здоров'ям, ці платформи пропонують певний ступінь конфіденційності.
- **Вартість:** багато додатків є безкоштовними або недорогими, що робить доступ до інформації та підтримки більш доступним.
- **Взаємодоповнюваність:** ці інструменти можуть доповнювати традиційне лікування, дозволяючи пацієнтам продовжувати працювати над собою в перервах між сеансами.

Типи додатків і платформ :
- **Додатки для відстеження настрою:** ці інструменти дозволяють користувачам відстежувати свій настрій і думки на щоденній основі, допомагаючи виявити тригери або тенденції.
- **Додатки для медитації та усвідомленості:** ці платформи пропонують посібники та медитації, які допомагають зменшити стрес і тривогу та покращити концентрацію.
- **Терапевтичне застосування:** часто пропонують модулі, засновані на перевірених методах лікування, таких як когнітивно-поведінкова терапія, для вирішення конкретних проблем.
- **Платформи самодопомоги:** це часто онлайн-форуми або спільноти, де користувачі можуть ділитися досвідом, ставити запитання та отримувати підтримку від колег.
- **Терапевтичні ігри:** деякі ігри були розроблені, щоб допомогти впоратися зі стресом, тривогою та іншими проблемами психічного здоров'я.

Важливі міркування :
- **Надійність:** не всі програми однакові. Важливо обирати програми, які базуються на дослідженнях і доказах, а не ті, що пропонують швидкі рішення без наукового підґрунтя.
- **Безпека даних:** оскільки ці додатки мають справу з конфіденційними даними, важливо гарантувати конфіденційність і безпеку інформації.
- **Не** замінює : хоча ці інструменти можуть бути безцінними, вони не повинні замінювати професійну терапію, особливо для людей, які страждають на серйозні проблеми з психічним здоров'ям.

Зі зростанням використання смартфонів і мобільних пристроїв додатки та платформи самодопомоги, ймовірно, продовжуватимуть відігравати все більш важливу роль у сфері психічного здоров'я. Вони пропонують інноваційний і доступний спосіб підтримки тих, хто її потребує, і доповнюють традиційні методи лікування. Вони пропонують інноваційний і доступний спосіб надання підтримки тим, хто її потребує, доповнюючи при цьому традиційні підходи до лікування.

Технологічний прогрес в нейровізуалізації.

Нейровізуалізація, яка охоплює низку методів, що використовуються для візуалізації структури та функцій нервової системи, зазнала значного технологічного прогресу за останні десятиліття. Ці інновації не лише розширили наші уявлення про мозок, але й призвели до значних покращень у діагностиці, лікуванні та дослідженні неврологічних і психіатричних розладів.

1. Магнітно-резонансна томографія (МРТ) :
   - **Функціональна МРТ (фМРТ)**: вимірює та відображає активність мозку, виявляючи зміни, пов'язані з кровотоком. Це особливо корисно для вивчення того, як мозок функціонує під час виконання певних завдань.
   - **Дифузійна МРТ (Д-МРТ)**: ця методика візуалізує шляхи нервових волокон, аналізуючи рух молекул води в мозку. Вона необхідна для вивчення зв'язків мозку.

2. Позитронно-емісійна томографія (ПЕТ) :
Цей метод використовує радіоактивні мішені для візуалізації метаболічних процесів у мозку. Його часто

використовують для вивчення метаболізму глюкози в мозку і виявлення ділянок дисфункції.

3. Магнітно-резонансна спектроскопія:
Він аналізує специфічні метаболіти в мозку, пропонуючи розуміння хімії мозку без використання радіоактивних продуктів.

4. Магнітоенцефалографія (МЕГ) :
Цей метод виявляє крихітні магнітні поля, що створюються нейронною активністю. Він пропонує надзвичайно високу часову роздільну здатність, що дозволяє досліджувати активність мозку на мілісекундних часових масштабах.

5. Оптична візуалізація :
- **Дифузна оптична томографія (ДОТ)**: використовує світло для отримання детальних зображень функцій мозку, особливо корисна для візуалізації кори головного мозку.
- **Функціональна візуалізація в ближньому інфрачервоному діапазоні (fNIRS)**: вимірює зміни концентрації кисню в крові для відображення активності мозку.

6. Коннектоміка :
Ця нова дисципліна, що базується переважно на Д-МРТ, має на меті скласти карту складної мережі зв'язків у мозку, відомої як коннектом.

Вплив цих досягнень :
- **Дослідження хвороб**: Досягнення в галузі нейровізуалізації призвели до відкриття потенційних біомаркерів таких захворювань, як хвороба Альцгеймера, шизофренія та депресія.

- **Розуміння зв'язку мозку**: ми краще розуміємо, як різні ділянки мозку взаємодіють і пов'язані між собою.
- **Лікування під керівництвом зображень**: у деяких випадках нейровізуалізація може допомогти в лікуванні, наприклад, при хірургічних операціях на головному мозку.

Технологічні досягнення в галузі нейровізуалізації продовжують збагачувати наше розуміння людського мозку, пропонуючи нові перспективи та інструменти для вивчення його структури та функцій, а також для лікування неврологічних та психіатричних розладів.

Розділ 15

НОВІ ТЕРАПЕВТИЧНІ ПІДХОДИ

Терапії на основі про уважність.

Терапії на основі усвідомленості - це терапевтичні підходи, які інтегрують традиційні практики медитації на основі усвідомленості в клінічні умови. Ці методи набули популярності в останні роки завдяки своїй ефективності в лікуванні різноманітних психологічних і фізичних розладів.

Визначення уважності :
Майндфулнес - це форма медитації, яка передбачає доброзичливу, некритичну і нереактивну увагу до поточного досвіду, будь то відчуття, емоція або думка.

Основні терапії, засновані на уважності:
- Когнітивна терапія на основі усвідомленості (МВСТ) :
  - Спочатку розроблена для запобігання рецидивам у людей, які страждають від депресії, ця терапія поєднує медитацію усвідомленості з принципами когнітивної терапії.
  - Вона вчить, як розпізнавати і розряджати звичні ментальні патерни, які можуть призвести до рецидиву депресії.
- Зменшення стресу на основі усвідомленості (MBSR) :
  - Цей підхід, розроблений доктором Джоном Кабат-Зінном, часто викладається у форматі 8-тижневого курсу.
  - Він був розроблений, щоб допомогти людям справлятися зі стресом, болем і хворобами.
  - Зараз MBSR використовується для лікування різних станів, включаючи тривогу, депресію і хронічний біль.

- Терапія прийняття і прихильності (ACT) :
  - Хоча АПТ не є виключно терапією усвідомленості, вона включає в себе концепції усвідомленості, щоб допомогти людям прийняти свій внутрішній досвід, рухаючись до дій, що відповідають їхнім цінностям.

Переваги терапії, заснованої на уважності :
- **Зменшення стресу**: ці методи допомагають впоратися зі стресом і зменшити його, заохочуючи усвідомленість і спокійну реакцію на виклики.
- **Емоційна регуляція**: вони вчать вас спостерігати за своїми емоціями, не реагуючи на них надмірно і не уникаючи їх.
- **Покращення концентрації**: регулярна практика медитації може покращити концентрацію уваги.
- **Зменшення депресивних симптомів**: особливо за допомогою КПТ, яка спеціально спрямована на запобігання рецидивам депресії.
- **Управління болем**: Замість того, щоб боротися з болем, усвідомленість вчить нас ставитися до відчуттів з позицією прийняття.

Важливі міркування :
- Хоча ці методи лікування пропонують багато переваг, вони не є панацеєю і можуть підходити не всім. Завжди необхідна належна оцінка фахівця.
- Регулярна практика має важливе значення для отримання всіх переваг.

Терапії на основі усвідомленості пропонують цінні інструменти для подолання життєвих викликів, управління стресом, болем та емоціями і можуть бути ефективно інтегровані в цілісний підхід до психічного та фізичного благополуччя.

Віртуальна реальність у психотерапії.

За останні роки віртуальна реальність (VR) досягла значних успіхів, перетворившись з технології, яка здебільшого асоціюється з відеоіграми, на інструмент, що використовується в багатьох сферах, включаючи психотерапію. Вона пропонує інноваційний метод лікування різноманітних психологічних розладів шляхом створення віртуальних середовищ, де пацієнти можуть перебувати, взаємодіяти, навчатися та адаптуватися.

Використання віртуальної реальності в психотерапії :
- Експозиційна терапія віртуальної реальності (VRET):
    - Це найпоширеніший спосіб використання віртуальної реальності в психотерапії. У цьому методі пацієнти піддаються впливу стимулів або ситуацій, які, на їхню думку, викликають тривогу, у безпечному віртуальному середовищі.
    - Він виявився особливо ефективним у лікуванні специфічних фобій, таких як страх польотів, страх висоти та посттравматичний стресовий розлад (ПТСР).
- Когнітивна реабілітація:
    - Віртуальні середовища розроблені, щоб допомогти пацієнтам розвинути або відновити когнітивні навички, особливо корисні для людей, які перенесли черепно-мозкову травму або певні форми деменції.
- Лікування розладів залежності :
    - Віртуальну реальність можна використовувати, щоб показати пацієнтам тригери їхніх залежностей у контрольованому середовищі, дозволяючи

їм вчитися і практикувати стратегії подолання.
- Терапія розладів образу тіла :
    - Використовуючи VR, пацієнти можуть "побачити" своє тіло по-іншому, що може бути корисним у лікуванні розладів харчової поведінки та дисморфофобії.
- Тренінг соціальних навичок:
    - Для людей з розладами аутистичного спектру або соціальною фобією VR може запропонувати сценарії для відпрацювання соціальних навичок у контрольованому середовищі.

Переваги використання VR в психотерапії :
- **Контроль і безпека**: терапевти можуть точно контролювати віртуальне середовище, гарантуючи безпеку пацієнта, адаптуючи терапію до його конкретних потреб.
- **Занурення**: здатність VR до занурення дозволяє пацієнту відчувати себе повністю залученим в навколишнє середовище, що може підвищити ефективність терапії.
- **Доступність**: Ситуації, які інакше було б важко або неможливо відтворити в реальному світі, можна легко змоделювати у віртуальній реальності.

Міркування та запобіжні заходи :
- **Кібернетична хвороба**: деякі люди можуть відчувати нудоту або запаморочення під час використання VR.
- **Безпека даних**: Як і з будь-якою цифровою технологією, конфіденційність і безпека даних повинні бути пріоритетом.

- **Не для всіх**: хоча віртуальна реальність має переваги, вона не обов'язково підходить для всіх пацієнтів або для всіх станів.

Віртуальна реальність відкриває захоплюючі двері для психотерапії, пропонуючи інноваційні підходи до лікування. Як і у випадку з будь-яким втручанням, важливо, щоб терапевти були належним чином підготовлені і ретельно оцінювали, чи підходить ВР для кожного окремого пацієнта.

Інтегративний та холістичний підходи.

Інтегративні та холістичні підходи в психіатрії мають на меті враховувати людину в цілому, не просто зосереджуючись на симптомах, а прагнучи зрозуміти і лікувати людину як єдине ціле: тіло, розум і соціальне оточення. Ці підходи розвинулися як реакція на більш традиційну, сегментовану медицину і часто поєднують кілька терапевтичних методів, як традиційних, так і альтернативних.

Розуміння цілісного підходу :
- Огляд
  - Замість того, щоб просто лікувати конкретний симптом, холістичний підхід прагне зрозуміти, як різні аспекти життя людини взаємодіють і впливають на її загальне благополуччя.
- Тіло-Розум-Середовище:
  - Холістичні практики вважають, що тіло, розум і навколишнє середовище взаємозалежні. Проблеми в одній з цих сфер можуть вплинути на інші, і навпаки.

- Персоналізоване лікування :
  - Кожна людина є унікальною, з власною історією, досвідом та потребами. Тому цілісний підхід має на меті адаптувати лікування до індивідуальних особливостей, а не застосовувати універсальне рішення.

Інтеграція різних терапевтичних методів:
- Традиційна медицина :
  - Хоча підхід є цілісним, це не означає, що ми уникаємо традиційних методів лікування. Навпаки, вони часто використовуються в поєднанні з альтернативними методами лікування, щоб максимізувати користь для пацієнта.
- Додаткові методи лікування :
  - Це може бути акупунктура, хіропрактика, натуропатія, рефлексотерапія, музикотерапія, арт-терапія та багато інших.
- Традиційні ліки :
  - Такі практики, як аюрведична медицина або традиційна китайська медицина, можуть бути інтегровані в цілісний план лікування.
- Техніки релаксації та зниження стресу:
  - Медитація, йога, тай-чи та усвідомленість часто рекомендуються для зменшення стресу та покращення психічного здоров'я.
- Харчування :
  - Дієта відіграє важливу роль у психічному здоров'ї. Збалансована дієта, іноді в поєднанні зі спеціальними добавками, може бути корисною.
- Фізичні вправи :
  - Фізична активність корисна не лише для тіла, але й для розуму. Вона може допомогти зменшити тривожність і депресію та покращити настрій.

- Природотерапія :
    - Доведено, що контакт з природою, чи то через прогулянки, садівництво чи просто споглядання, позитивно впливає на психічне здоров'я.

Міркування та виклики :
- Культурний опір :
    - У певних культурах чи середовищах холістичний підхід може сприйматися скептично, особливо якщо його вважають далеким від "традиційної" медицини.
- Шукайте :
    - У той час як деякі методи додаткової терапії добре вивчені, іншим бракує надійних досліджень, які б підтвердили їхню ефективність.
- Вартість
    - Деякі комплексні методи лікування або терапії можуть не покриватися медичним страхуванням, що ускладнює доступ до них для всіх пацієнтів.

Інтегративний та холістичний підхід до психіатрії визнає, що психічне здоров'я є складним і багатофакторним. Використовуючи різноманітні терапевтичні методи та адаптуючи їх до індивідуальних особливостей, цей підхід має на меті сприяти тривалому одужанню та загальному благополуччю.

Розділ 16

ДОСЛІДЖЕННЯ В ГАЛУЗІ ПСИХІАТРІЇ ТА ПЕРСПЕКТИВИ НА МАЙБУТНЄ

Важливість дослідження клінічні та фундаментальні.

Дослідження, клінічні чи фундаментальні, є рушійною силою всіх медичних досягнень. У галузі психіатрії - це компас, який спрямовує фахівців до кращого розуміння психічних розладів і все більш ефективних методів лікування.

Фундаментальні дослідження, які часто проводяться в лабораторії, вивчають таємниці мозку - складного органу, який, незважаючи на технологічний прогрес, залишається значною мірою невідомим. Саме завдяки цим дослідженням ми відкриваємо біохімічні, генетичні та клітинні механізми, що лежать в основі психічних розладів. Ці відкриття, іноді несподівані, мають величезне значення, оскільки вони закладають основи для нових гіпотез, нових методів лікування і нових терапевтичних підходів.

З іншого боку, клінічні дослідження тісно пов'язані з повсякденною практикою в психіатрії. Вони передбачають вивчення самих пацієнтів, часто у формі клінічних випробувань. Саме завдяки клінічним дослідженням ми можемо оцінити ефективність і безпеку нових методів лікування або краще зрозуміти природний перебіг розладів. Серед іншого, це дає можливість адаптувати та оптимізувати терапевтичні підходи відповідно до конкретних потреб кожного пацієнта.

Взаємодія між цими двома типами досліджень є життєво важливою. Відкриття, зроблені в фундаментальних дослідженнях, можуть надихнути на нові методи лікування, які потім можуть бути протестовані в клініці. І навпаки, клінічні спостереження можуть підняти нові питання для фундаментальних досліджень.

Але, окрім простого медичного прогресу, психіатричні дослідження відіграють важливу соціальну роль. Демістифікуючи психічні захворювання, вони допомагають боротися зі стигматизацією, пов'язаною з ними. Проливаючи світло на біологічні механізми, що лежать в їх основі, вони нагадують нам, що психічні розлади - це такі ж хвороби, як і будь-які інші, що заслуговують на увагу, турботу і повагу.

Нарешті, дослідження - це ще й маяк надії. Кожне відкриття, кожне нове клінічне випробування - це обіцянка для пацієнтів та їхніх родин: обіцянка того, що завтра ми матимемо більш ефективні інструменти, більш відповідні методи лікування, і що ми зможемо запропонувати кращу якість життя людям, які страждають на психічні розлади.

Коротше кажучи, дослідження, як клінічні, так і фундаментальні, лежать в основі сучасної психіатрії. Вони формують майбутнє дисципліни і гарантують все більш точне, індивідуалізоване і гуманне лікування.

Останні ключові відкриття.

Досягнення в психіатрії, як і в багатьох інших галузях медицини, є результатом невпинних дослідницьких зусиль. Ці наукові досягнення, які регулярно оновлюються, мають важливе значення для поглиблення наших знань, покращення догляду за пацієнтами та оновлення наших терапевтичних підходів. Ось огляд деяких з найбільш значущих відкриттів у психіатрії за останні роки:

- **Кишкова мікробіота і психічне здоров'я**: Дослідження виявили зв'язок між кишковою мікробіотою (всіма мікроорганізмами, присутніми в нашому кишечнику) і нашим мозком, який отримав назву "вісь кишечник-мозок". Дослідження показали, що дисбаланс цієї мікробіоти може бути пов'язаний з різними психічними розладами, включаючи депресію.
- **Удосконалена нейровізуалізація**: завдяки технологіям візуалізації, таким як функціональна МРТ, ми можемо спостерігати за активністю мозку в режимі реального часу. Це призвело до кращого розуміння патернів активності, пов'язаних з певними розладами, та ідентифікації потенційних біомаркерів.
- **Генна терапія та епігенетика**: визначивши конкретні гени, пов'язані з певними психічними розладами, дослідники вивчають підходи до впливу на ці гени за допомогою генної терапії або розуміють, як навколишнє середовище може впливати на експресію генів за допомогою епігенетики.
- **Інтегративний підхід до розладів аутистичного спектру (РАС)**: Розуміння РАС значно поглибилося завдяки генетичним, неврологічним і поведінковим дослідженням. Це призвело до більш цілеспрямованих та персоналізованих втручань для постраждалих осіб.
- **Використання психоделіків у психотерапії**: такі речовини, як псилоцибін, що містяться в деяких різновидах грибів, вивчаються на предмет їхнього потенційного терапевтичного застосування, зокрема, в лікуванні резистентної депресії.
- **Глибока стимуляція мозку (ГСМ)**: ГСМ, яка передбачає імплантацію невеликих електродів у мозок, показала багатообіцяючі результати в

лікуванні таких розладів, як стійка велика депресія та обсесивно-компульсивний розлад.
- **Важливість сну**: Дослідження підтверджують, що сон відіграє вирішальну роль у психічному здоров'ї. Такі розлади, як депресія, тривога і психоз, можуть загострюватися або навіть викликатися хронічним недосипанням.

Ці відкриття, серед багатьох інших, демонструють багатство і динамізм досліджень у психіатрії. Вони зміцнюють надію на те, що в майбутньому ми матимемо ще більш ефективні засоби діагностики, лікування та, в ідеалі, профілактики психічних захворювань.

Перспективи на майбутнє та терапевтичні інновації.

Психіатрія, як і медицина в цілому, перебуває на перехресті захоплюючих інновацій, які обіцяють докорінно змінити наше розуміння та лікування психічних захворювань. Перспективи на майбутнє позначені не тільки технологічним прогресом, але й все більш цілісним і орієнтованим на пацієнта підходом. Ось деякі з найбільш перспективних тенденцій та терапевтичних інновацій, на які варто звернути увагу:

- **Персоналізована медицина**: У майбутньому психіатричне лікування буде все більш персоналізованим, базуючись на генетиці, метаболізмі та індивідуальних особливостях кожного пацієнта. Це дозволить оптимізувати втручання для отримання найкращих результатів.
- **Цифрові методи** лікування: все частіше в плани лікування включаються методи лікування, засновані на мобільних додатках або онлайн-платформах. Вони можуть надавати підтримку в

режимі реального часу, допомагати керувати симптомами або діяти як інструменти самоконтролю.
- **Нейрофідбек і біофідбек**: ці методи дозволяють пацієнтам усвідомлювати і регулювати свої фізіологічні функції. Наприклад, спостерігаючи за активністю свого мозку в режимі реального часу, пацієнти можуть навчитися модулювати певні патерни активності, пов'язані з їхніми симптомами.
- **Збільшення використання віртуальної реальності (VR)**: VR можна використовувати для лікування таких розладів, як ПТСР, поступово піддаючи пацієнтів впливу провокуючих стимулів у контрольованому середовищі.
- **Розширення психоделічної терапії**: Як згадувалося вище, такі речовини, як псилоцибін і МДМА, вивчаються на предмет їхніх потенційних терапевтичних властивостей, зокрема, для лікування депресії, тривоги і ПТСР.
- **Неінвазивна стимуляція мозку**: такі методи, як транскраніальна магнітна стимуляція (ТМС), можуть стати альтернативою лікам для деяких пацієнтів, модулюючи мозкову активність без хірургічного втручання.
- **Підходи, орієнтовані на громаду**: Замість того, щоб зосереджуватися виключно на окремій людині, зростає визнання важливості підтримки громади. Догляд буде все більше ґрунтуватися на системному підході, що об'єднує сім'ю, освітян і соціальних працівників.
- **Посилення уваги до профілактики**: Замість того, щоб лікувати лише симптоми, все більше зусиль буде спрямовано на виявлення та лікування факторів ризику до того, як вони призведуть до більш серйозних розладів.

- **Інтеграція психічного і фізичного здоров'я.** Визнаючи, що розум і тіло нерозривно пов'язані, буде зростати злиття психіатричної і соматичної допомоги для забезпечення більш цілісного підходу до здоров'я.
- **Підвищення рівня навчання та обізнаності:** зі зменшенням стигми, пов'язаної з психічними захворюваннями, зростатиме попит на освіту, навчання та підвищення рівня обізнаності як серед медичних працівників, так і серед широкої громадськості.

Майбутнє психіатрії виглядає райдужним, позначеним кращим розумінням психічних розладів і все більш ефективними методами лікування, адаптованими до індивідуальних потреб.

Розділ 17

СУДОВА ПСИХІАТРІЯ

Перетин психіатрії та судовою системою.

Перетин психіатрії та системи правосуддя є складною сферою, де зустрічаються медицина, етика і право. Вона піднімає важливі питання про права особистості, захист суспільства та роль фахівців у сфері психічного здоров'я в системі правосуддя. Давайте підійдемо до цієї теми плавно і комплексно.

Історія та передумови
Історично склалося так, що розуміння психічних захворювань часто було упередженим і дезінформованим, що призводило до упереджень і стигматизації. Колись людей з психічними розладами вважали одержимими або морально неповноцінними, що призводило до їхньої ізоляції або невідповідного покарання. З розвитком науки і кращим розумінням психіатрії суспільство поступово визнало важливість ставлення до психічних захворювань як до медичної, а не кримінальної проблеми.

Кримінальна відповідальність та психічна дієздатність
Центральним питанням на цьому перетині є питання кримінальної відповідальності. Чи може людина, яка страждає на серйозне психічне захворювання, нести відповідальність за свої злочинні дії? У багатьох юрисдикціях можна посилатися на неосудність або "захист від неосудності", визнаючи, що людина може бути нездатною розуміти характер своїх дій або відрізняти правильне від неправильного.

Судово-психіатрична експертиза
Якщо особа підозрюється у стражданні на психічне захворювання, може бути призначена психіатрична експертиза для визначення її здатності з'являтися в

суді. Ці експертизи також можуть допомогти поінформувати суд про необхідність спеціального лікування або втручання.

Психіатричні лікарні та центри утримання під вартою
У деяких випадках особи з серйозними психічними захворюваннями, які вчинили злочини, не ув'язнюються в традиційних в'язницях, а поміщаються на лікування в спеціалізовані психіатричні установи.

Етичні питання
Перетин психіатрії та системи правосуддя піднімає важливі етичні питання. Наприклад, як далеко може зайти суспільство, примушуючи людину проходити психіатричне лікування? Які права мають особи, що були примусово госпіталізовані?

Реабілітація та реінтеграція
Іншим важливим аспектом є реабілітація. Як система правосуддя та фахівці у сфері психічного здоров'я можуть співпрацювати, щоб забезпечити безпечну та ефективну реінтеграцію людей після звільнення у суспільство?

L'Avenir
Оскільки розуміння психічних захворювань продовжує розвиватися, перетин психіатрії та системи правосуддя потребуватиме постійного осмислення та коригування, щоб забезпечити дотримання прав окремих осіб і водночас захистити суспільство в цілому.

Зрештою, баланс між справедливістю і співчуттям, між безпекою і правами людини залишається постійним викликом у цій міждисциплінарній сфері.

Оцінка небезпеки і кримінальної відповідальності.

Психіатрія відіграє важливу роль у вирішенні питання про небезпечність особи та її кримінальну відповідальність. Розберемося в цьому складному питанні, об'єднавши право та медицину.

<u>Виникнення та передісторія</u>
Оцінка небезпеки завжди була ключовим елементом кримінального правосуддя. З часом суспільство прагнуло запровадити об'єктивні, засновані на фактах оцінки для визначення ймовірності вчинення особою насильницьких або шкідливих дій у майбутньому.

<u>Механізми оцінювання</u>
Першим етапом оцінки зазвичай є ретельне психіатричне обстеження. Медичні працівники оцінюють історію хвороби, поточне мислення та поведінку людини, а також будь-які основні фактори, що можуть підвищити ризик насильницьких дій, наприклад, неліковані психічні захворювання.

<u>Психічне захворювання проти кримінальної відповідальності</u>
Одне з центральних питань у цій оцінці - чи спричинило психічне захворювання безпосередній вплив на злочинну поведінку. Розрізняють здатність особи розуміти свої дії та відрізняти правильне від неправильного. Якщо особа вважається нездатною до такого розуміння через психічне захворювання, вона може вважатися такою, що не несе кримінальної відповідальності.

<u>Майбутня небезпека</u>
Важливою частиною оцінки є визначення ризику вчинення повторного злочину. Хоча прогнозування

майбутньої поведінки є складним завданням, певні методи, такі як актуарні оцінки, використовуються для оцінки ризику на основі демографічних факторів, кримінальної історії та інших релевантних змінних.

Правові наслідки
Якщо людина визнана небезпечною, але не відповідає за свої дії через психічне захворювання, її можуть помістити в психіатричну лікарню на невизначений термін. Таке поміщення може тривати довше, ніж традиційний термін ув'язнення, який вони могли б отримати.

Етичні питання
Протиріччя між громадською безпекою та індивідуальними правами є очевидним. З одного боку, важливо захистити суспільство від потенційно небезпечних осіб. З іншого боку, необхідно забезпечити справедливе та етичне поводження з людьми, особливо коли йдеться про психічні захворювання.

Оцінка небезпеки та кримінальної відповідальності є делікатним процесом, який вимагає тісної співпраці між судовою системою та фахівцями у сфері психічного здоров'я. У пошуках балансу між співчуттям, справедливістю і громадською безпекою, як і раніше, важливо підходити до кожної справи з усією ретельністю, етичністю і людяністю.

Ведення пацієнтів у в'язницях.

Перетин між психіатрією та в'язничним середовищем - це складна територія, що вимагає ретельної уваги як до безпеки ув'язнених, так і до їхніх потреб у сфері психічного здоров'я. Давайте розглянемо ці делікатні відносини та найкращі практики роботи з пацієнтами у в'язниці.

Обличчя психічного здоров'я у в'язниці
Тривожно, що багато ув'язнених у в'язницях по всьому світу мають симптоми психічних розладів. Ці розлади можуть варіюватися від легкої депресії до більш серйозних станів, таких як шизофренія. Існує низка причин для цього, починаючи від криміналізації психічних захворювань і закінчуючи відсутністю адекватних систем догляду в суспільстві.

Початкова оцінка
Як тільки ув'язнений прибуває до в'язниці, первинна психіатрична оцінка має вирішальне значення. Це дозволяє виявити наявні розлади, оцінити ризик самогубства або самоагресії та направити ув'язненого на відповідне лікування.

Каркасне середовище та ризики
В'язниця може загострити симптоми психічних розладів. Ізоляція, стрес тюремного життя, віктимізація та інші фактори можуть сприяти погіршенню психічного здоров'я ув'язненого. Звідси випливає важливість регулярного моніторингу.

Терапевтичні втручання
Втручання у в'язницях можуть включати фармакотерапію, індивідуальну або групову терапію та освітні програми. Однак, проблема часто полягає в тому, що ці втручання доволі складно реалізувати в умовах обмеженого та безпечного середовища.

Питання ізоляції
Ізоляція або одиночне ув'язнення є суперечливою практикою, особливо для психічно хворих ув'язнених. Хоча іноді цей метод застосовується з дисциплінарних

міркувань, він може мати руйнівні наслідки для психічного здоров'я.

Соціальна реінтеграція
Підготовка ув'язнених до звільнення так само важлива, як і турбота про їхнє психічне здоров'я під час перебування у в'язниці. Це передбачає координацію з психіатричними та соціальними службами на волі для забезпечення плавного переходу та продовження лікування.

Етичні проблеми
Медичні працівники, які працюють у в'язницях, часто опиняються між своїм обов'язком піклуватися про ув'язнених і вимогами безпеки тюремної адміністрації. Ця напруженість може призвести до серйозних етичних дилем.

Управління психічним здоров'ям у в'язницях є багатовимірним завданням, яке вимагає збалансованого підходу, беручи до уваги безпеку, етику та благополуччя ув'язнених. Визнаючи та реагуючи на потреби цієї вразливої групи населення, суспільство може сподіватися на зниження рівня рецидивної злочинності та сприяння успішній реінтеграції.

Розділ 18

ТРЕНЕРКА ТА ЛІДЕРКА ДЛЯ МЕДСЕСТЕР

Ділимося знаннями з новими медсестрами.

Поява нової медсестри в психіатричному відділенні - це одночасно і виклик, і можливість. Це можливість для досвідчених медсестер передати свої знання, поради та цінності. Обмін знаннями не тільки підвищує ефективність роботи медсестринської команди, але й забезпечує безперервність якісного догляду за пацієнтами.

Жива пам'ять
З роками кожна медсестра стає живою пам'яттю свого відділення. Вони пам'ятають пацієнтів, складні випадки, успіхи та невдачі. Цей багатий досвід неоціненний для новачка, який часто відчуває себе трохи розгубленим у новому середовищі.

Структурована передача
Це не просто розповідь анекдотів. Передача знань має бути структурованою. Це може відбуватися у формі внутрішніх тренінгів, підбиття підсумків після складних ситуацій або під час супервізії.

Мистецтво спілкування
Передача знань також означає вміння спілкуватися. Це означає поставити себе на місце нової медсестри, зрозуміти її проблеми і питання. Це також означає вміння слухати, тому що нові медсестри також можуть принести свіжий погляд і нещодавно набуті знання.

Інструменти для спільного використання
Сучасні технології пропонують безліч інструментів для обміну знаннями. Онлайн-платформи, внутрішні форуми чи відеоконференції - ділитися та спілкуватися стало простіше, навіть на відстані.

Важливість доброти
Під час такого обміну знаннями дуже важливо зберігати доброзичливе ставлення. Людині властиво помилятися, і нові медсестри повинні відчувати себе впевнено, щоб ставити запитання, визнавати свої недоліки і вчитися на своїх помилках.

Наставництво
У деяких відділеннях запроваджено систему наставництва, коли до новачка прикріплюють досвідчену медсестру, яка допомагає йому зробити перші кроки. Це чудовий спосіб забезпечити плавний перехід і оптимальне навчання.

Ділитися своїми знаннями з новими медсестрами - це не просто професійний обов'язок, це перевага. Це запорука згуртованої, компетентної команди, готової зустріти виклики психіатрії з емпатією та досвідом.

Коучинг, супервізія та наставництво.

В основі будь-якої медичної професії безперервність і якість медичної допомоги значною мірою залежать від здатності досвідчених лікарів передавати свої знання і направляти тих, хто менш досвідчений. Важливу роль у цій передачі відіграють коучинг, супервізія та наставництво. Кожен з цих термінів містить специфічні нюанси і функції, які допомагають забезпечити не тільки клінічну компетентність, а й благополуччя і професійний розвиток осіб, які надають допомогу.

1. Управління: структура та підтримка
Наставництво - це створення структур і процесів, які допомагають медсестрам, особливо молодим, у їхній щоденній практиці. До них відносяться

- **Початкове навчання**: ознайомлення нових медсестер з протоколами та політикою закладу.
- **Оцінювання**: Надавати регулярний зворотній зв'язок щодо результатів діяльності та визначати сфери для покращення.
- **Щоденна підтримка**: допомога медсестрам у вирішенні проблем і складних ситуацій.

2. Супервізія: поглиблення ноу-хау
Супервізія - це більш інтимний і регулярний процес, спрямований на професійний і особистісний розвиток медсестер. Він включає в себе
- **Рефлексія практики**: аналіз складних ситуацій та обговорення етичних дилем.
- **Розвиток навичок**: виявлення прогалин у знаннях чи навичках та робота над їхнім вдосконаленням.
- **Емоційна підтримка**: надання простору для обговорення стресів та емоційних викликів, пов'язаних з професією.

3. Наставництво: тренерські стосунки
Наставництво - це професійні відносини, в яких більш досвідчена медсестра (наставниця) пропонує поради, підтримку і керівництво менш досвідченій медсестрі (підопічній). Ці стосунки можуть включати
- **Передача знань**: обмін досвідом та порадами, набутими з часом.
- **Професійна підтримка**: допомога підопічним у побудові кар'єри, визначенні можливостей та прийнятті рішень.
- **Особистісний розвиток**: заохочення особистісного зростання, впевненості в собі та стійкості.

Коучинг, супервізія та наставництво - три основні складові для забезпечення безперервного, якісного навчання в галузі психіатрії. Ці підходи структурують професійний розвиток медсестер, зміцнюють згуртованість команди та забезпечують кращий догляд за пацієнтами.

Медсестра як лідер і змінотворець.

Протягом багатьох років професія медичної сестри значно еволюціонувала, перейшовши від пасивної ролі виконавця до проактивної ролі лідера в медичній галузі. Сьогодні медичні сестри є не лише надавачами допомоги, але й агентами змін, лідерами думок, дослідниками та захисниками прав пацієнтів.

1. Медична сестра: лідер у медичній команді
Медсестри мають глибокі знання про потреби пацієнтів. Цей досвід робить їх природними лідерами в медичних командах. Вони координують догляд, сприяють комунікації між різними фахівцями та гарантують, що кожен пацієнт отримає належне лікування.

2. Роль медичних сестер у навчанні та освіті
Багато медсестер беруть участь у навчанні своїх колег - через наставництво, офіційні курси чи інформаційні сесії. Вони діляться своїми знаннями та досвідом, щоб покращити якість догляду та підвищити кваліфікацію своїх команд.

3. Медичні сестри як захисники прав пацієнтів
Медсестри часто виступають в ролі адвокатів пацієнтів, забезпечуючи дотримання їхніх прав і донесення їхніх думок. Вони можуть брати участь в обговоренні медичних рішень або національної політики у сфері охорони здоров'я.

4. Участь у клінічних дослідженнях
Все більше медсестер беруть участь у клінічних дослідженнях, привносячи свій унікальний погляд і сприяючи розвитку практики надання медичної допомоги.

5. The Changemaker: провідник змін у секторі охорони здоров'я
Медсестри часто стоять в авангарді ініціатив, спрямованих на вдосконалення систем охорони здоров'я. Будь то технологічні інновації, нові методи лікування чи інформаційні кампанії, вони очолюють зміни, гарантуючи, що вони принесуть користь пацієнтам.

Завдяки своїй близькості до пацієнтів і глибоким знанням системи охорони здоров'я медсестри ідеально підходять для того, щоб бути лідерами та агентами змін. Застосовуючи проактивний підхід, постійно навчаючись і співпрацюючи з іншими фахівцями, медсестри можуть по-справжньому трансформувати ландшафт охорони здоров'я і підвищити якість медичної допомоги для всіх. Ця роль лідера та ініціатора змін є надзвичайно важливою, якщо ми хочемо відповісти на поточні та майбутні виклики, що стоять перед медичною галуззю.

Розділ 19

ВИКЛИКИ І ТАБУ ПСИХІАТРІЯ

Демістифікація стереотипів та упереджень, пов'язаних із психічними захворюваннями.

Психічні захворювання, незважаючи на значний прогрес, досягнутий у розумінні їхніх механізмів та підвищенні обізнаності громадськості, все ще залишаються предметом багатьох упереджень. Ці стереотипи можуть мати руйнівні наслідки як для людей з психічними розладами, так і для суспільства в цілому.

1. Природа стереотипів
Стереотипи - це спрощені та узагальнені переконання про групу людей. У контексті психічних захворювань ці стереотипи можуть набувати різних форм, наприклад
- Люди з психічними захворюваннями небезпечні та непередбачувані.
- Ці хвороби є наслідком слабкості характеру або морального падіння.
- Люди можуть просто "вийти сухими з води", якщо захочуть.

2. Витоки упереджень
Упередження щодо психічних розладів має різноманітне походження:
- **Історія та культура**: У багатьох культурах психічні захворювання пов'язувалися з надприродними причинами або сприймалися як божественне покарання.
- **Медіа**: репрезентації в ЗМІ часто перебільшують або спотворюють психічні захворювання, посилюючи стереотипи.
- **Брак освіти**: просте незнання або нерозуміння фактів може призвести до неправильних суджень.

3. Наслідки стереотипів
Упередження та стереотипи можуть мати серйозні наслідки:
- **Стигматизація**: Постраждалі можуть піддаватися остракізму, маргіналізації або уникати своєї громади.
- **Уникнення допомоги**: через страх бути засудженими деякі люди можуть уникати звернення за допомогою або розмови про свої проблеми.
- **Дискримінація**: на роботі, в школі чи в інших сферах життя люди можуть стикатися з прямою або непрямою дискримінацією.

4. Протидія стереотипам
З цими упередженнями необхідно боротися:
- **Просвітництво**: інформування широкої громадськості про справжню природу психічних розладів та розвінчування хибних уявлень.
- **Свідчення**: заохочення постраждалих ділитися своїм досвідом з метою гуманізації та персоналізації психічних захворювань.
- **Відповідальність ЗМІ**: Сприяти справедливому та збалансованому зображенню психічних захворювань у ЗМІ.
- **Підвищення обізнаності**: організовуйте кампанії, воркшопи та семінари для підвищення обізнаності громадськості.

Психічні захворювання, як і будь-яка інша хвороба, потребують розуміння, співчуття та підтримки. Просвітництвом у суспільстві та боротьбою з упередженнями ми можемо допомогти створити середовище, в якому про людину судитимуть за її характером та вчинками, а не за стереотипами та непорозуміннями.

Важливість боротьби проти стигматизації.

З незапам'ятних часів стигма була супутником психічних захворювань. Вона пов'язана з думкою про те, що люди, які страждають на психічні захворювання, є неповноцінними, слабкими або небезпечними. Боротьба з такою стигмою - це не лише питання соціальної справедливості, вона також необхідна для благополуччя та одужання людей, яких це стосується.

1. Руйнівний вплив стигми
Стигма може мати драматичний вплив на життя людей:
- **Самостигматизація**: Люди, яких це стосується, можуть засвоїти це негативне ставлення, що завдає шкоди їхній самооцінці.
- **Соціальна ізоляція**: боячись осуду, хворі можуть замикатися в собі, погіршуючи свій стан.
- **Дискримінація на роботі**: професійні можливості можуть бути обмежені не через компетентність, а через упередження.
- **Небажання звертатися за допомогою**: стигма може заважати людям звертатися за лікуванням, продовжуючи і посилюючи їхні страждання.

2. Критична освіта
Більшість стереотипів виникають через брак розуміння:
- **Підвищення обізнаності**: освітні програми в школах і громадах для надання точної та актуальної інформації про психічні захворювання.
- **Особисті розповіді**: Дозвольте постраждалим поділитися своїм досвідом, і це допоможе пролити світло на психічні захворювання.

3. Засоби масової інформації: подвійна грані
Засоби масової інформації відіграють важливу роль у формуванні громадської думки:

- **Відповідальність**: ЗМІ повинні уникати увічнення шкідливих стереотипів і прагнути до освіти, а не до сенсацій.
- **Висвітлення історій успіху**: висвітлення історій людей, які ефективно справляються з психічними захворюваннями, показуючи, що вони можуть жити повноцінним життям.

4. Роль медичної спільноти
Фахівці з психічного здоров'я також повинні відігравати свою роль:
- **Холістичний підхід**: лікування пацієнта в цілому, а не лише його хвороби.
- **Відкрите спілкування**: заохочуйте пацієнтів ставити запитання і висловлювати свої побоювання, щоб розвіяти страхи.

5. Залучення громади
Це колективна робота:
- **Програми для громад**: Заохочуйте ініціативи, які сприяють інклюзії та порозумінню.
- **Відкритий діалог**: заохочуйте форуми, де люди можуть відкрито обговорювати питання психічного здоров'я, не боячись осуду.

Боротьба зі стигмою - це фундаментальний крок до того, щоб кожна людина могла жити в суспільстві, де психічні захворювання розуміють, а не бояться. Кожен крок до викорінення стигми - це крок до більш інклюзивного, турботливого та здорового суспільства.

Сучасні виклики професію психіатричної медсестри.

На перетині медичної науки, людських стосунків і суспільного розвитку професія психіатричної медсестри стикається зі складними і різноманітними викликами. Оскільки галузь психіатрії зазнає швидких змін, з'являються нові виклики, які потребують стійких, добре підготовлених медсестер, здатних адаптуватися.

1. Постійна дестигматизація психічних захворювань
Незважаючи на прогрес, стигма, пов'язана з психічними розладами, зберігається, впливаючи не лише на суспільне сприйняття, але й на самих пацієнтів.

2. Швидко розвиваються методи лікування
- **Нові методи лікування**: медсестри повинні постійно бути в курсі терапевтичних досягнень, чи то у вигляді нових ліків, чи то у вигляді альтернативних методів лікування.
- **Цифрова терапія**: Бум у телемедицині та застосунках для психічного благополуччя вимагає знання технологій.

3. Брак ресурсів
Багато установ страждають від хронічної нестачі ресурсів, будь то персонал, фінансування чи обладнання.

4. Культурні та соціальні складнощі
Догляд має бути адаптований до різних культурних, соціальних та індивідуальних реалій пацієнтів. Зростання гендерних питань, питань ідентичності та етнічного розмаїття вносить додаткові нюанси в надання допомоги.

5. Ризики вигорання
Емоційно напружений характер психіатричної роботи в поєднанні з іноді довгим робочим днем може призвести до вигорання і навіть до проблем з психічним здоров'ям у самих доглядачів.

6. Навігація між автономністю та безпекою
Оцінка того, коли надавати пріоритет автономії пацієнта, а коли запроваджувати заходи безпеки, може бути делікатним балансуванням.

7. Міжпрофесійна співпраця
Робота в синергії з іншими медичними працівниками (психіатрами, психологами, соціальними працівниками) вимагає навичок спілкування та співпраці в середовищі, яке іноді може бути напруженим.

8. Етичні дилеми
Наприклад, питання конфіденційності, інформованої згоди та примусового догляду можуть створювати делікатні етичні дилеми.

9. Безперервна освіта
Потреба в постійному навчанні, щоб залишатися в курсі подій у сфері, яка постійно розвивається, і водночас справлятися з повсякденними обов'язками, сама по собі може бути складним завданням.

10. Кризовий менеджмент
Надзвичайні ситуації, пов'язані зі спробами самогубства, агресією чи іншими кризами, вимагають особливих навичок, підготовки та стійкості.

Психіатричні медсестри є безпосередніми свідками швидких змін, що відбуваються у сфері психічного здоров'я. Вони відіграють важливу роль у догляді за пацієнтами, але при цьому їм доводиться долати безліч викликів, які випробовують їхні навички, терпіння та стійкість. Виявлення та вирішення цих проблем має вирішальне значення для забезпечення якісної допомоги, а також для благополуччя самих медсестер.

Розділ 20

БЛАГОПОЛУЧЧЯ ТА СТІЙКІСТЬ МЕДСЕСТРИ

Розпізнати і справлятися зі стресом, пов'язаним з роботою.

Професійний стрес є поширеною проблемою для багатьох професіоналів, особливо тих, хто працює у сфері охорони здоров'я. Психіатричні медсестри, які стикаються з великою відповідальністю та емоційно насиченою природою своєї професії, особливо вразливі до стресу. Вміння розпізнавати це і справлятися з цим є важливим для продовження кар'єри, особистого благополуччя і, перш за все, для забезпечення якісного догляду за пацієнтами.

1. Розуміння професійного стресу
   - **Визначення**: Стан фізичного, емоційного або розумового напруження, що виникає під впливом стресових факторів на роботі.
   - **Специфічні причини в психіатрії**: надзвичайні ситуації, емоційні конфронтації, етичні дилеми, дефіцит часу, емоційне виснаження та інші.

2. Розпізнавання симптомів
   - **Фізичні**: втома, головний біль, проблеми зі сном, м'язова напруга, проблеми з травленням.
   - **Емоційні**: дратівливість, тривога, депресія, відчуття виснаження, зниження самооцінки.
   - **Психічні**: труднощі з концентрацією уваги, нав'язливі думки, песимізм, соціальна ізоляція.
   - **Поведінкові**: прокрастинація, відсутність на роботі, збільшення зловживання алкоголем або наркотичними речовинами.

3. Виявлення факторів ризику
   - **Зовнішні**: високе робоче навантаження, брак ресурсів, міжособистісні конфлікти, відсутність визнання.

- **Внутрішні**: перфекціонізм, відсутність навичок тайм-менеджменту або комунікації, труднощі з встановленням обмежень.

4. Стратегії профілактики та управління
   - **Самооцінка**: знайдіть час, щоб регулярно розмірковувати про свій емоційний і фізичний стан.
   - **Безперервне навчання**: набуття додаткових навичок для кращого вирішення професійних завдань.
   - **Тайм-менеджмент**: визначайте пріоритетність завдань, вчіться делегувати повноваження, робіть регулярні перерви.
   - **Встановлення меж**: вміння сказати "ні", усвідомлення власних обмежень і можливість брати вихідні.
   - **Мережа підтримки**: розвивайте стосунки з колегами, друзями або фахівцями з психічного здоров'я, щоб ділитися проблемами.
   - **Розслаблюючі заняття**: Медитація, йога, читання або будь-яка інша діяльність, яка розслабляє і відволікає вас від робочого стресу.
   - **Піклуйтеся про своє здоров'я**: збалансовано харчуйтеся, регулярно займайтеся спортом і висипайтеся.

5. Важливість прохання про допомогу
   - **Визнайте власні межі**: Визнати, що вам може знадобитися допомога - це не ознака слабкості, а мудрості.
   - **Порадьтеся з професіоналом**: психолог, психіатр або консультант з профорієнтації можуть запропонувати цінні поради та інструменти.

Зважаючи на численні виклики професії, розпізнавання та управління професійним стресом має бути в центрі уваги психіатричних медсестер. Це невід'ємна частина забезпечення якісної допомоги та збереження психічного здоров'я. Знання себе, оснащення себе правильними інструментами і без вагань звернення за допомогою - це ключі до ефективного управління стресом на роботі.

Важливість нагляду і безперервної освіти.

Динамічний і складний характер психіатрії вимагає від медсестер постійного розвитку своїх знань і навичок. У цьому контексті супервізія та безперервна освіта є важливими опорами для забезпечення оптимального догляду за пацієнтами та підтримки благополуччя і професійного розвитку медсестер.

1. Нагляд: дзеркало, що відбиває
   - **Професійна рефлексія**: супервізія забезпечує привілейований простір, де медсестри можуть аналізувати і обговорювати свою практику, свої почуття і питання.
   - **Особистісне зростання**: Зіткнувшись із ситуаціями, які іноді можуть бути дестабілізуючими, супервізія надає медсестрам можливість висловити свої емоції та отримати доброзичливий і конструктивний зворотний зв'язок.
   - **Вирішення етичних дилем**: Психіатрія, з її нюансами і складнощами, часто представляє етично неоднозначні випадки. Супервізія допомагає прояснити ці сірі зони та орієнтуватися в них.

2. Безперервна освіта: прагнення до досконалості
- **Йти в ногу з часом**: Психіатричні дослідження постійно розвиваються. Безперервна освіта дозволяє нам бути в курсі останніх відкриттів і рекомендацій.
- **Набуття нових навичок**: потреби пацієнтів змінюються, як і терапевтичні підходи. Постійне навчання гарантує, що ми зможемо оптимально реагувати на ці потреби.
- **Реагування** на **сучасні виклики**: Зіткнувшись з появою нових проблем (залежність від нових технологій, розлади, пов'язані з соціальними потрясіннями), навчання може забезпечити відповідну реакцію.

3. Супутні вигоди
- **Підвищення впевненості в собі**: Відчуття того, що ви в курсі подій і перебуваєте під наглядом, зміцнює ваше почуття компетентності та професійної ефективності.
- **Професійний нетворкінг**: навчальні курси та супервізії дають можливість зустрічатися та обмінюватися ідеями з іншими професіоналами в цій галузі, тим самим збагачуючи вашу практику.
- **Запобігання вигоранню**: Забезпечуючи форум для обговорення та навчання, супервізія та постійне навчання відіграють захисну роль у запобіганні вигоранню.

4. Інституційні та особисті зобов'язання
- **Інституційна відповідальність**: Важливо, щоб установи визнавали важливість нагляду і навчання, виділяючи на ці цілі час і ресурси.
- **Індивідуальна проактивність**: кожна медсестра, усвідомлюючи цінність цих інструментів, повинна активно шукати переваги та інвестувати в можливості навчання та супервізії.

Супервізія та безперервна освіта - це не просто доповнення до повсякденної роботи психіатричної медсестри, а абсолютна необхідність. Вони гарантують якість догляду, сприяють професійному зростанню та підтримують психологічне благополуччя. У такій вимогливій і мінливій галузі, як психіатрія, зупинятися в навчанні - це не варіант, це відповідальність.

Турбота про себе краще піклуватися про інших.

Професія психіатричної медсестри за своєю суттю є складною, коливання між моментами емоційного напруження і моментами чистого терапевтичного блаженства. Проте ключ до ефективного, чуйного догляду за пацієнтами лежить у здатності медсестри піклуватися про себе. Це самозбереження не є егоїстичним актом, а необхідністю для забезпечення оптимальної якості догляду.

1. Взаємозв'язок буття
   - **Емоційна взаємність**: медсестри, в силу своєї ролі, є вмістилищем емоцій своїх пацієнтів. Якщо ними не керувати належним чином, ці емоції можуть вплинути на їхнє власне психічне здоров'я.
   - **Дзеркало добробуту**: Щасливі, спокійні та задоволені собою медсестри з більшою ймовірністю вселяють довіру та спокій своїм пацієнтам.

2. Техніки та практики самодопомоги
   - **Медитація та усвідомленість**: ці практики допомагають зосередитися, зменшити стрес і поглянути на події з іншого боку.

- **Фізична активність**: фізичні вправи, як м'які, як йога, так і більш інтенсивні, як біг, є цінною віддушиною для тіла і розуму.
- **Хобі та захоплення**: Присвята себе позапрофесійній діяльності допомагає вам розслабитися і відновити зв'язок з собою.
- **Терапевтичні консультації**: психотерапевтичні або коучингові сесії допоможуть вам обговорити свої почуття і знайти стратегії подолання труднощів.

3. Важливість кордонів
   - **Межі між роботою та особистим** життям: Дуже важливо встановити чітку межу між професійним та особистим життям, щоб запобігти ризику вигорання або надмірної зайнятості.
   - **Говорити "ні"**: Іноді вам доводиться відмовлятися від певних завдань або прохань, щоб зберегти свою фізичну та емоційну цілісність.

4. Визнання та прийняття
   - Визнання **своїх обмежень**: Визнання своїх слабкостей або моментів втоми - це не поразка, а необхідне усвідомлення, щоб перезарядити свої батареї.
   - **Святкуйте маленькі перемоги**: привітання себе з щоденними успіхами підвищує самооцінку та мотивацію.

Піклуючись про себе і розвиваючи своє благополуччя, психіатричні медсестри опосередковано пропонують своїм пацієнтам більш здорове, гармонійне терапевтичне середовище. Турбота про себе - це не розкіш, це відповідальність перед собою і перед тими, кому ви допомагаєте щодня. Зрештою, добре врівноважена медсестра є цінним активом у світі психіатрії.

ВИСНОВОК

Майбутнє психіатрії і психіатричного догляду.

Протягом багатьох років психіатрія розвивалася паралельно з технологічним, науковим і суспільним прогресом. Сьогодні ця галузь переживає важливий переломний момент, пронизаний медичними відкриттями, інтеграцією технологій і новим акцентом на цілісному догляді за пацієнтами. Роль психіатричної медсестри також змінюється, адаптуючи традиційні методи до сучасних потреб.

1. Більш персоналізована медицина
   - **Точна психіатрія**: Можливість цілеспрямованого лікування відповідно до генетичного та біохімічного профілю кожної людини може призвести до більш адекватного та ефективного лікування.
   - **Інтегративні підходи**: інтеграція різних дисциплін, таких як дієтологія, фізіотерапія або арт-терапія, для забезпечення комплексного підходу.

2. Інтеграція передових технологій
   - **Цифрова терапія**: використання додатків і платформ для самодопомоги, ймовірно, стане більш поширеним.
   - **Віртуальна реальність**: Ця технологія може бути використана для лікування таких розладів, як фобія або ПТСР.
   - **Штучний інтелект**: для діагностики, моніторингу пацієнтів та оптимізації лікування.

3. Зміни у навчанні та практиці
   - **Постійне навчання**: медсестри повинні постійно оновлювати свої навички, щоб залишатися на передовій інноваційних практик.
   - **Розширення ролі медсестер**: завдяки більш орієнтованому на пацієнта підходу медсестри зможуть відігравати ще більш важливу роль у координації та наданні медичної допомоги.

4. Більш людяний підхід
- **Боротьба зі стигматизацією**: підвищення обізнаності громадськості та освіти про психічні розлади.
- **Зосередження на профілактиці**: раннє виявлення ознак і симптомів та швидке втручання.

5. Міждисциплінарна співпраця
- **Командна робота**: краща координація між психіатрами, медсестрами, соціальними працівниками та іншими медичними працівниками для забезпечення комплексної допомоги.
- **Центри комплексної допомоги**: заклади, що пропонують повний спектр послуг, від діагностики до реабілітації.

Майбутнє психіатрії та психіатричного медсестринства виглядає багатообіцяючим, з безліччю можливостей для вдосконалення та інновацій. Ця еволюція, залишаючись орієнтованою на пацієнта, буде спрямована на надання високоякісної, чутливої та інтегративної допомоги, що відображає мінливі потреби суспільства. Поєднання технологій, науки і гуманізму прокладає шлях до майбутнього, в якому психіатрична допомога буде одночасно ефективною і глибоко емпатичною.

Заохочення досліджень та інновацій.

Психіатрія, як і інші галузі медицини, постійно розвивається. Її формують наукові відкриття, нові терапевтичні підходи та мінливі потреби пацієнтів і суспільства. Однак для того, щоб психіатрія продовжувала розвиватися, необхідно сприяти дослідженням та інноваціям. Ці два елементи, що працюють у синергії, є рушійною силою покращення догляду за пацієнтами та їхнього благополуччя.

1. Основи важливості досліджень
Клінічні та фундаментальні дослідження мають вирішальне значення для нашого розуміння психічних розладів, від їх причин до лікування. Саме завдяки цим дослідженням ми маємо більш ефективні ліки, перевірені психотерапевтичні втручання та профілактичні стратегії.

2. Розсуваючи межі пізнання
Інновації в психіатрії не обмежуються фармакологією. Вони охоплюють такі різноманітні сфери, як нейровізуалізація, нейромодуляція, генна терапія та штучний інтелект. Ці інновації мають потенціал докорінно змінити те, як ми розуміємо, діагностуємо та лікуємо психічні розлади.

3. Створіть сприятливе середовище
- **Інституційна підтримка**: університети, лікарні та інші установи повинні визнати важливість психіатричних досліджень і виділити достатню кількість ресурсів.
- **Фінансування**: Уряди, приватні організації та державно-приватні партнерства повинні інвестувати в психіатричні дослідження та інновації.
- **Мережі співпраці**: заохочення співпраці між дослідниками, клініцистами, пацієнтами та іншими медичними працівниками для взаємного збагачення досвіду та перспектив.

4. Освіта для інновацій
Важливо включити важливість досліджень та інновацій у навчання медсестер та інших медичних працівників. Необхідно заохочувати їх ставити запитання, кидати

виклик усталеним методам і постійно шукати вдосконалення.

5. Інновації на службі у пацієнтів
У центрі всіх цих зусиль - пацієнт. Кожне відкриття, кожна інновація спрямовані на покращення якості його життя, зменшення страждань та відновлення психічного здоров'я. Саме пам'ятаючи про цю кінцеву мету, психіатричні дослідження та інновації будуть продовжувати процвітати.

Заохочення досліджень та інновацій у психіатрії є не тільки необхідним, але й життєво важливим. У час, коли психічні розлади стають дедалі складнішими, а також перед обличчям соціальних та екологічних викликів, як ніколи актуальним є просування психіатрії, яка є освіченою, прогресивною та рішуче спрямованою в майбутнє.

www.ingramcontent.com/pod-product-compliance
Lightning Source LLC
Chambersburg PA
CBHW071458220526
45472CB00003B/851